1 Ausscheidungen ... 1
2 Beobachtung/Pflegesituationen ... 5
3 Bettenrichten ... 9
4 Bewegung ... 11
5 Biografiearbeit ... 14
6 Blasenkatheter ... 16
7 Blutzucker ... 19
8 Dekubitusprophylaxe ... 22
9 Ernährung ... 25
10 Flüssigkeitsbilanz ... 29
11 Haut ... 31
12 Herausforderndes Verhalten ... 33
13 Hin- und Weglauftendenz ... 35
14 Hygiene ... 37
15 Inkontinenz ... 39
16 Intimpflege ... 41
17 Körperpflege ... 43
18 Mundpflege ... 47
19 Notfall ... 50
20 Obstipationsprophylaxe ... 54
21 Pflegedokumentation ... 56
22 Pneumonieprophylaxe ... 60
23 Positionierung ... 62
24 Schmerzen ... 65
25 Stoma (Kolostoma/Ileostoma) ... 68
26 Sturzprophylaxe ... 71
27 Subkutane Injektion ... 74
28 Thromboseprophylaxe ... 77
29 Validation ... 80
30 Vitalzeichen ... 82

Kapitelübersicht

Bis Ende 2026 gibt es in Deutschland eine Vielzahl an Pflegehelfer- und Pflegefachassistenzausbildungen, die verschiedenen Landesregelungen unterliegen. Inhaltlich und formal bestehen Unterschiede. Generell kann festgestellt werden:

- Pflegefachassistenten sind dort tätig, wo auch Pflegefachpersonen beschäftigt sind.
- Die Interaktion mit Pflegeempfängern, grundpflegerische Tätigkeiten sowie die Unterstützung im Alltag werden in nicht komplexen Pflegesituationen von Pflegefachassistenten selbstständig durchgeführt. Hierbei tragen sie die Durchführungsverantwortung. Die nicht komplexe Pflegesituation wird durch die Pflegefachperson definiert.
- Pflegefachassistenten unterstützen Pflegefachpersonen bei komplexeren Aufgaben in komplexen Pflegesituationen und handeln angemessen in Notfallsituationen.
- Pflegefachassistenten wirken bei der Informationssammlung im Pflegeprozess mit, setzen die Maßnahmen um und wirken zudem bei der Durchführung ärztlich verordneter Maßnahmen und bei der Begleitung von Sterbenden unter Anleitung durch Pflegefachpersonen mit. Neben diesen Informationen werden in diesem Werk zusätzlich Hinweise gegeben, wann das Handeln mit Pflegefachpersonen, Ärzten oder anderen Berufsgruppen abzustimmen ist. Diese Hinweise erheben jedoch keinen Anspruch auf rechtliche Sicherheit bei der Berufsausübung in den verschiedenen Ländern.

Mit dem „Gesetz über den Pflegefachassistenzberuf" wird die Pflegefachassistenzausbildung ab 1.1.2027 in Deutschland vereinheitlicht. Es gilt damit bundesweit die gleiche Ausbildungs- und Prüfungsverordnung. Das **Taschenwissen Pflegefachassistenz** versucht, mit der Auswahl der angesprochenen Themen dem bereits Rechnung zu tragen. In der zweiten Auflage wurde als neuer Inhaltspunkt „Beobachtung/Pflegesituationen" aufgenommen, um deutlich zu machen, dass dies der erste Schritt ist, um die Verantwortlichkeit zwischen Pflegefachpersonen und Pflegefachassistenzpersonen zu klären.

Die Handlungsanleitungen auf den einzelnen Karten sind bewusst sehr knapp gehalten. Grundsätzlich ist bei allen Pflegehandlungen deshalb zusätzlich Folgendes zu beachten:

- Beachten Sie die Regeln der Hygiene. Desinfizieren Sie vor und nach jedem Patientenkontakt und nach Kontamination Ihre Hände. Achten Sie dabei auf eine Benetzung der gesamten Hand und auf die angegebene Einwirkzeit. Tragen Sie die Fingernägel kurz geschnitten, die Haare zusammengebunden und saubere Arbeitskleidung.
- Informieren Sie den Patienten vor einer Tätigkeit über alle geplanten Handlungen. Gehen Sie auf den Patienten ein und geben Sie ihm die Möglichkeit, Rückfragen zu stellen.
- Stellen Sie nach einer Pflegehandlung sicher, dass es dem Patienten gut geht. Erkundigen Sie sich nach seinem Befinden. Sorgen Sie für eine angenehme Lage und platzieren Sie alle wichtigen Dinge so, dass sie für ihn erreichbar sind.
- Dokumentieren Sie Ihre Pflegehandlung und Beobachtungen zeitnah und konkret im Dokumentationssystem ~~und infor~~mieren Sie ggf. die Pflegefachperson.

Literaturverzeichnis

Menche N, Keller C, Teigeler B (Hrsg.). Pflege Heute 8. Auflage. München: Elsevier, 2023

Expertenstandards

Deutsches Netzwerk für Qualitätsentwicklung in der Pflege (DNQP). Expertenstandard *Erhaltung und Förderung der Mobilität in der Pflege*, 1. Aktualisierung. Osnabrück: 2019

Deutsches Netzwerk für Qualitätsentwicklung in der Pflege (DNQP). Expertenstandard *Dekubitusprophylaxe in der Pflege*, 2. Aktualisierung. Osnabrück: 2017

Deutsches Netzwerk für Qualitätsentwicklung in der Pflege (DNQP). Expertenstandard *Ernährungsmanagement zur Sicherung und Förderung der oralen Ernährung in der Pflege*, 1. Aktualisierung. Osnabrück: 2017

Deutsches Netzwerk für Qualitätsentwicklung in der Pflege (DNQP). Expertenstandard *Erhaltung und Förderung der Hautintegrität in der Pflege*. Osnabrück: 2024

Deutsches Netzwerk für Qualitätsentwicklung in der Pflege (DNQP). Expertenstandard *Beziehungsgestaltung in der Pflege von Menschen mit Demenz*. Osnabrück: 2019

Deutsches Netzwerk für Qualitätsentwicklung in der Pflege (DNQP). Expertenstandard *Kontinenzförderung in der Pflege*, 2. Aktualisierung Osnabrück: 2024

Deutsches Netzwerk für Qualitätsentwicklung in der Pflege (DNQP). Expertenstandard *Förderung der Mundgesundheit in der Pflege*, Osnabrück: 2023

Deutsches Netzwerk für Qualitätsentwicklung in der Pflege (DNQP). Expertenstandard *Schmerzmanagement in der Pflege*, Aktualisierung 2020. Osnabrück: 2020

Deutsches Netzwerk für Qualitätsentwicklung in der Pflege (DNQP). Expertenstandard *Sturzprophylaxe in der Pflege*, 2. Aktualisierung. Osnabrück: 2022

Fehler gefunden?

https://else4.de/9783437253539

An unsere Inhalte haben wir sehr hohe Ansprüche. Trotz aller Sorgfalt kann es jedoch passieren, dass sich ein Fehler einschleicht oder fachlich-inhaltliche Aktualisierungen notwendig geworden sind. Sobald ein relevanter Fehler entdeckt wird, stellen wir eine Korrektur zur Verfügung. Mit diesem QR-Code gelingt der schnelle Zugriff. Wir sind dankbar für jeden Hinweis, der uns hilft, dieses Werk zu verbessern. Bitte richten Sie Ihre Anregungen, Lob und Kritik an folgende E-Mailadresse: kundendienst@elsevier.com

Der Verweis auf die jeweilige Abbildungsquelle befindet sich bei allen Abbildungen im Werk am Ende des Legendentextes in eckigen Klammern. Alle nicht besonders gekennzeichneten Grafiken und Abbildungen © Elsevier GmbH, München.

G375	Fiechter V, Meier M. Pflegeplanung, 1988. Thieme RECOM GmbH
K115	Andreas Walle, Hamburg
K157	Werner Krüper, Steinhagen
K353	Jeanette Isfahanian, München
L138	Martha Kosthorst, Borken
L143	Heike Hübner, Berlin
L190	Gerda Raichle, Ulm
L234	Helmut Holtermann, Dannenberg
L264	Claudia Flüss, München

Was sind Ausscheidungen?

= alle Stoffe, die von innen nach außen gegeben werden, um sie aus dem Körper zu entfernen.

MERKE

Beim Umgang mit Ausscheidungen immer Einmalhandschuhe tragen.

Beobachtungen bei der Ausscheidung

Ausscheidung	Physiologisch (gesund)	Pathologisch (krankhaft)
Urin **Notfall:** Akuter Harnverhalt	• Menge abhängig von der Trinkmenge: – Erwachsener: 500–2.000 ml/24 Std. – Kleinkind: 40–100 ml/Entleerung – Säugling: 15–30 ml/Entleerung • Farbe: hell- bis dunkelgelb, klar • Miktion: schmerzlos, im Strahl	• Veränderung der Menge, z. B. – Anurie (beim Erwachsenen < 80 ml/24 Std.) – Polyurie (beim Erwachsenen > 2500 ml/24 Std.) • Veränderung der Farbe, z. B. rot bis fleischwasserfarben, braun bis schwarz, trüb • Veränderung der Miktion, z. B. Schmerzen, Brennen, Restharn, Inkontinenz
Stuhl **Notfall:** Ileus (Darmverschluss – Ausbleiben des Stuhlgangs, aber auch blutige Durchfälle)	• Häufigkeit: – Erwachsener: 1–2 × tägl. bis 3–4 × wöchentl. – Säugling: mehrmals tägl., Pausen von einigen Tagen möglich • Konsistenz: weiche bis feste homogene (einheitliche) Masse • Farbe: hell- bis dunkelbraun	• Veränderung der Häufigkeit und Konsistenz, z. B. – Diarrhö (> 3 × tägl., flüssig-breiig) – Obstipation (< 3 × wöchentl., hart) • Veränderung der Farbe, z. B. hellrote Blutauflagerung, rotbraun bis dunkelrot, schwarz

Ausscheidung	Physiologisch (gesund)	Pathologisch (krankhaft)
Erbrechen **Notfall:** Blutig oder schwarz	Gelegentlich nur bei Neugeborenen	Veränderung der Farbe, z.B. (hell-) rot, schwarz-braun, grünlich
Sputum	• Geringe Menge • Farbe: glasig-hell, grau durch Ruß, weiß durch Mehl • Kein Geruch	• Gesteigerte Menge • Veränderung der Farbe, z. B. rot, rotbraun, rostbraun, gelb, grün • Veränderung des Geruchs
Schweiß	• Körpertemperatur • Gesteigerte Menge bei Anstrengung	Veränderung der Wärme und Konsistenz, z. B. kalt und klebrig, warm, groß- od. kleinperlig

Tab. 1.1 Physiologische Ausscheidung und pathologische Veränderungen

MERKE

Bei pathologischen Veränderungen das weitere Vorgehen mit der verantwortlichen Pflegefachperson bzw. dem Arzt abstimmen.

Unterstützung bei der Ausscheidung

Umgang mit der Urinflasche

- Pflegeempfänger in Rücken- oder Seitenlage bringen (lassen)
- Pflegeempfänger so weit wie nötig entkleiden
- Einmalhandschuhe anziehen
- Penis in die Öffnung einführen (lassen) (→ Abb. 1.1)
- Über die Möglichkeit zum Wasser lassen informieren
- Intimsphäre wahren, Pflegeempfänger nach Wunsch zudecken
- Nach der Benutzung Urinflasche entfernen und leeren
- Urinflasche im Spülautomaten desinfizieren, griffbereit stellen
- **Dokumentation:** Pflegehandlung, Beobachtungen, Besonderheiten

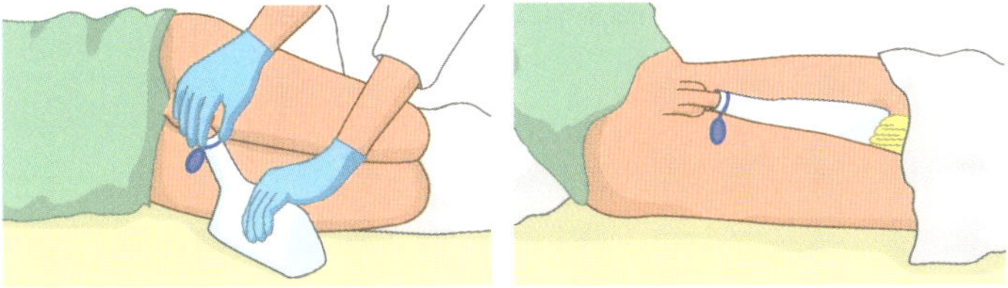

Abb. 1.1 Möglichkeiten, eine Urinflasche anzulegen. [L138]

MERKE
Die Urinflasche darf nicht dauerhaft angelegt bleiben, da dies sonst zu Druckstellen, Infektionen und Inkontinenz führen kann.

Umgang mit dem Steckbecken

- Kaltes Steckbecken mit Wasser anwärmen
- Einmalhandschuhe anziehen
- Pflegeempfänger so weit wie nötig entkleiden und aufdecken (lassen)

Becken kann angehoben werden:

- Beine anstellen und Gesäß heben lassen (Haltegriff nutzen)
- Steckbecken unter Gesäß platzieren

Becken kann nicht angehoben werden:

- Pflegeempfänger auf Seite drehen (lassen)
- Steckbecken unter Gesäß platzieren und Pflegeempfänger auf Steckbecken drehen (lassen) (→ Abb. 1.2)
- Pflegeempfänger nach Bequemlichkeit fragen und ggf. korrigieren
- Bei Männern gleichzeitig Urinflasche anlegen

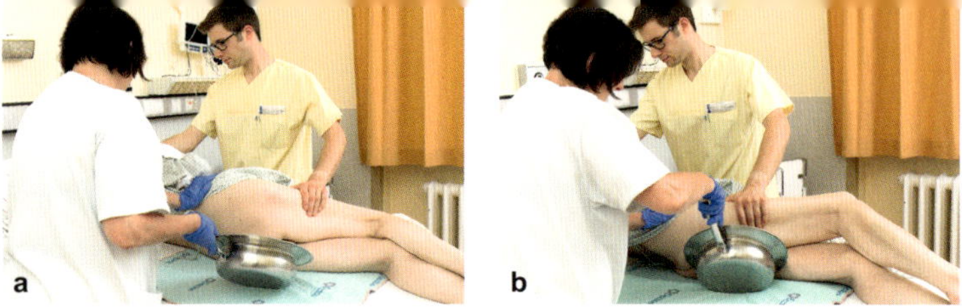

Abb. 1.2 Unterschieben des Steckbeckens von der Seite. [K115]

- Zum Entfernen des Steckbeckens Becken anheben bzw. auf Seite drehen (lassen), dabei Steckbecken waagerecht halten
- Steckbecken auf einen Stuhl abstellen
- Intimpflege (→ Kap. 16) durchführen und ggf. Inkontinenzmaterial (→ Kap. 15) anlegen
- Steckbecken im Spülautomaten desinfizieren
- **Dokumentation:** Pflegehandlung, Beobachtungen, Besonderheiten

Was ist Wahrnehmung und was ist Beobachtung?

Wahrnehmung = Reizaufnahme über Sinnesorgane, d.h. mit Seh-, Hör-, Geruchs-, Tast- und Geschmackssinn wahrzunehmen.
Beobachtung = aufmerksames, methodisches und zielgerichtetes Wahrnehmen, um Informationen zu gewinnen; bewusste Vorgehensweise.

MERKE

Die Fähigkeit zur Beobachtung ist eine wesentliche Voraussetzung in der Arbeit mit Menschen. Sie ist die Grundlage professionellen pflegerischen Handelns.

Beispiele für gezielte Beobachtung in Bezug auf die Sinnesorgane:

Pflegepersonen können mit den eigenen Sinnen Beobachtungen machen, z B.:

- Sehsinn, z. B. Hautveränderung, verändertes Gangbild
- Hörsinn, z. B. Weinen, Husten, Atemgeräusche
- Geruchssinn, z. B. Gerüche bei Ausscheidung, Atemgeruch
- Tastsinn, z. B. Erwärmung eines Beines, Tasten des Pulses

Den Geschmackssinn setzen wir nicht ein.

Pflegepersonen richten ihre Beobachtung gezielt auf bestimmte Aspekte beim Pflegeempfänger, z. B.:

- Kommunikation: Wie spricht, hört, sieht der Pflegeempfänger?
- Bewegung: Wie geht, steht, greift die Pflegeempfängerin?
- Pflegen: Wie gut gelingt die Körperpflege, z. B. Waschen, Zähne putzen, Haare kämmen?
- Essen und Trinken: Kann der Pflegeempfänger z. B. Brote schmieren, Getränke einschenken?
- Ausscheiden: Kann der Pflegeempfänger z. B. zur Toilette gehen, Urin- und Stuhlkontinenz?

- Orientierung: Findet sich die Pflegeempfängerin zurecht, zeitlich, örtlich, zur Person oder situativ

TIPP

Die Beobachtung kann systematisch, z. B. anhand des Strukturmodells der 13 ABEDL von Monika Krohwinkel oder der SIS® nach EinSTEP, erfolgen.

Neugeborene, Säuglinge und Kleinkinder sind entwicklungsgemäß nicht in der Lage, sich verbal mitzuteilen. Daher liefern die Eltern die wertvollsten Informationen. Auch Erwachsene mit bestimmten Erkrankungen können im Sprechen eingeschränkt sein. Umso mehr müssen Pflegende andere Aspekte, z. B. die Körpersprache, beobachten.

MERKE

Pflegefachassistenten achten auf ihre eigene Beobachtungsfähigkeit. Körperliche und psychische Faktoren können diese ebenso wie Umgebungsfaktoren beeinflussen:

- Kopf- oder Rückenschmerzen
- Übermüdung durch Schichtarbeit
- Stress, Überforderung
- Emotionale Belastung
- Zeitmangel

Beruflich Pflegende müssen Stress- und Copingstrategien für sich entwickeln, um Beobachtungsfehler zu vermeiden.

Voraussetzung für eine professionelle und pflegerische Beobachtung ist:

- **Explizites Fachwissen:** Kenntnisse über physiologische und pathologische Vorgänge, „aufschreibbare" Wissen, das man leicht erklären und weitergeben kann.

- **Implizites Wissen:** Einschätzung durch eigene Erfahrung und Gespür, durch Intuition und Empathie, „Bauchgefühl"-Wissen, das man nur schwer in Worte fassen kann, z.B. wenn eine Pflegefachkraft überzeugt ist, dass das Verhalten eines Menschen auf Schmerzen hindeutet, es aber nicht belegen kann.

Explizites und implizites Wissen bilden zusammen die Grundlage einer **beruflichen Handlungskompetenz.**

Dokumentation

- Pflegefachassistenten sind verpflichtet, ihre Beobachtungen und die daraus folgenden Handlungen zeitnah und lückenlos zu dokumentieren
- Bei Veränderungen, die bedrohlich sind oder die sie nicht selbst interpretieren können, immer direkt eine Pflegefachperson informieren
- Dokumentiert wird im Berichteblatt oder in entsprechenden Dokumenten, z.B. Einfuhr- oder Ernährungsprotokollen (→ Kap. 21)

Komplexe und nicht komplexe Pflegesituationen

Die Einschätzung einer Pflegesituation als komplex oder nicht komplex erfolgt durch eine Pflegefachperson. Da sich die Situation des Pflegeempfängers jederzeit ändern kann, ist die Beobachtung und die Weitergabe der Veränderungen durch den Pflegefachassistenten an die Pflegefachperson zwingend erforderlich. Pflegefachassistenten handeln eigenverantwortlich oder nicht eigenverantwortlich, je nach der aktuellen Pflegesituation des Pflegeempfängers (→ Tab. 2.1).

Komplexe Pflegesituationen	Nicht komplexe Pflegesituationen
• Höheres Risiko für Gesundheit des Pflegeempfängers und für Verschlechterung der Pflegesituation • Oft bei Ansammlung von schwerwiegenden Pflegebedarfen, gesundheitlicher Instabilität und damit einhergehender Unübersichtlichkeit der Pflegesituation	• Können durch Handlungen bewältigt werden, die geringfügig an die Bedürfnisse des Pflegeempfängers angepasst werden • Weniger schwerwiegende Pflegebedarfe mit gesundheitlicher Stabilität und nicht täglich auftretenden sozialen Herausforderungen • Pflegeempfänger verfügt über gewisses Ausmaß an Selbstständigkeit • Akutes Verschlechterungsrisiko ist eher gering
• Pflegefachassistenten führen in diesen Situationen die Pflegemaßnahmen **nicht eigenverantwortlich**, sondern gemeinsam mit der Pflegefachperson durch. Entsprechend liegt die Durchführungsverantwortung bei der Pflegefachperson.	• Pflegefachassistenten führen in diesen Situationen die Pflegemaßnahmen **eigenverantwortlich** durch. Die Durchführungsverantwortung liegt entsprechend bei ihnen selbst.

Tab. 2.1 Komplexe und nicht komplexe Pflegesituationen

Was ist Bettenrichten?

= Beziehen eines Bettes mit frischer Wäsche bzw. Glattziehen von Falten und vorsichtiges Aufschütteln von Kissen und Decke.

Beziehen eines Bettes

Vorbereitung

- **Material:**
  - Bettwäsche (Bettlaken, Bettdecken- und Kissenbezug oder Inkontinenzunterlage)
  - Wäscheabwurf
  - Händedesinfektionsmittel
  - Ggf. Schürze und Einmalhandschuhe

Durchführung

Beziehen eines leeren Bettes:

- Bett auf Arbeitshöhe stellen
- Decke und Kissen abziehen und auf Bettablage platzieren (alternativ auf einen Stuhl), Bettlaken entfernen
- Verschmutzte Wäsche in Wäschesack abwerfen
- Hände desinfizieren
- Frisches Bettlaken der Länge nach auf Matratze ausbreiten, Mittellinie des Lakens liegt auf Bettmitte
- Laken am Kopfende einschlagen, am Fußende straffziehen und Seiten einschlagen
- Kopfkissen beziehen, dabei Kissenecken ausfüllen
- Deckenbezug auf links drehen und mit den Ecken des Bezugs die oberen Deckenenden fassen
- Decke hochhalten, Bezug abstreifen und vorsichtig darüber schütteln (Vorsicht: Boden nicht berühren!)
- Bettdecke der Länge nach auf Bett legen und einschlagen

Beziehen eines Bettes mit darin liegender Person:

- Pflegeempfänger über Maßnahme informieren, Kopfteil flach stellen
- Kopfkissen und Bettdecke auf Bettablage platzieren, alternativ auf einem Stuhl
- Pflegeempfänger auf Seite drehen (lassen)
- Eine Pflegeperson hält den Pflegeempfänger an Schulter und Becken in der Seitenlage, andere Pflegeperson löst Bettlaken und rollt es zur Mitte auf
- Frisches Bettlaken (mit Unterlage) der Länge nach auf Matratze entfalten und einspannen, bis zur Mitte aufrollen und unter das andere Laken schieben
- Pflegeempfänger über die Wäsche auf andere Seite drehen (lassen)
- Pflegepersonen tauschen die Tätigkeit, gebrauchtes Laken wird entfernt und in Wäschesack abgeworfen
- Frisches Bettlaken faltenfrei einspannen
- Kissen und Bettdecke abziehen und neu beziehen (s. oben)

MERKE

Bei Beziehen des Bettes mit zwei Pflegepersonen sichert eine den Pflegeempfänger. Alternativ: Arretieren des Bettseitenteils auf der anderen Seite zur Sturzvermeidung.

Nachbereitung

- Pflegeempfänger in gewünschte Position und Haltegriff in greifbare Nähe bringen
- Bett auf Ausgangshöhe bringen
- Material aufräumen und entsorgen

Was ist Bewegung?

= Veränderung des Ortes mit der Zeit.

MERKE

Bewegungsmangel kann bei Menschen schnell Komplikationen verursachen. Deshalb ist es Aufgabe Pflegender, durch verschiedene Maßnahmen Bewegung zu fördern.

→ *Deutsches Netzwerk für Qualitätsentwicklung in der Pflege (DNQP). Expertenstandard Erhaltung und Förderung der Mobilität in der Pflege, Osnabrück: 2019*

Sicherheit beachten

- Bei Kreislaufinstabilität vorher Puls und Blutdruck kontrollieren
- Zu- und ableitende Systeme sichern, z. B. Katheter
- Angemessene Schuhe nutzen
- Stets auf rückenschonende Arbeitsweise achten

Bewegung durch Übungen

- Aktive Bewegungsübungen: Pflegeempfänger führt Bewegung nach Anleitung selbstständig aus.
- Assistive Bewegungsübungen: Bewegung geht vom Pflegeempfänger aus, Pflegende stützen und sichern Ausführung.
- Passive Bewegungsübungen: Bewegung wird vollständig von Pflegenden ausgeführt.

Bewegung durch Transfer

Was ist ein Transfer?

= Bewegen einer Person von einem Ort zum anderen.

Aufsetzen an die Bettkante (wenn Pflegeempfänger das Aufsetzen aus eigener Ressource unterstützen kann)

- Pflegeempfänger auf Seite drehen und Beine nacheinander aus dem Bett schieben (lassen)
- Pflegeempfänger bitten, sich mit unten liegender Hand auf dem Bett abzustützen
- Eine Hand auf Rücken des Pflegeempfängers legen, mit anderer Hand auf Matratze drücken
- Pflegeempfänger bitten, sich mit Unterarm und Hand abzudrücken und Körpergewicht in Richtung Becken zu verlagern
- Bewegung unterstützen, bis er zum Sitzen kommt

Vom Bett in den Rollstuhl (wenn Pflegeempfänger das Aufsetzen aus eigener Ressource unterstützen kann)

- Rollstuhl neben Bett stellen und mit Bremsen sichern, Fußstützen zur Seite klappen
- Füße des Pflegeempfängers stehen fest auf Boden, Schuhe anziehen
- Eine Hand des Pflegeempfängers an Stuhl bringen, andere halten
- Pflegeempfänger auffordern, Gewicht auf die Füße zu verlagern
- Ggf. ein paar Schritte gemeinsam gehen
- Beim langsamen Hinsetzen begleiten
- Auf korrekte Haltung im Rollstuhl achten: Pflegeempfänger sitzt aufrecht und mit gesamter Oberschenkellänge auf Sitzfläche (→ Abb. 4.1)

Bewegung durch begleitetes Gehen

- Bewegungsspielraum nicht einschränken, z. B. durch Fassen an den Schultern
- Halt beim Gehen geben, z. B. Brustkorb, Becken oder Arm fassen

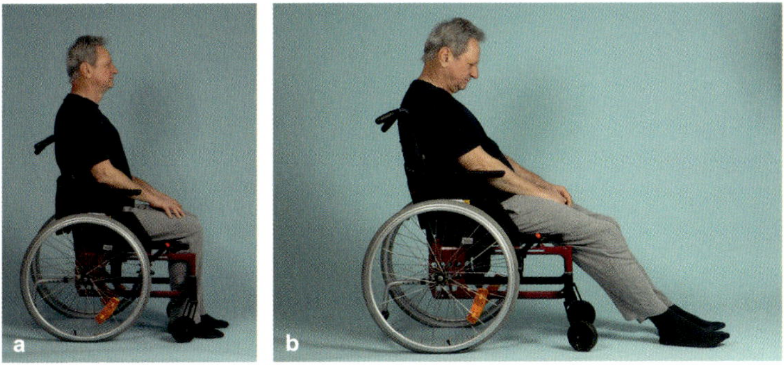

Abb. 4.1 a) Richtige Haltung im Rollstuhl; b) falsche Haltung im Rollstuhl. [K353]

- Eigene Position vom Zustand bzw. Wunsch des Pflegeempfängers abhängig machen
  - Vor Pflegeempfänger herlaufen und an Händen halten
  - Hinter Pflegeempfänger laufen und am Becken sichern

Bewegung mit Gehhilfen

- Gehhilfen der Körpergröße des Pflegeempfängers anpassen
- Bei ihrer Benutzung hält Pflegeempfänger Becken gerade
- Gang soll aufrecht und entspannt sein

TIPP

Schmerzmanagement! Eine angepasste Schmerzmedikation ist zu beachten. Physiotherapie! Eine regelmäßige Physiotherapie ist unterstützend.

Was ist Biografiearbeit?

= Verfahren der aktivierenden Pflege; durch die Nutzung persönlicher Informationen werden Fähigkeiten und Erleben eines Menschen positiv beeinflusst.

Ziele

- Kennenlernen des (alten) Menschen, seiner Bedürfnisse und Wünsche
- Steigerung des Wohlbefindens
- Reduzierung von Einsamkeit
- Verbesserung der Kommunikation
- Schaffen von gegenseitigem Vertrauen
- Nachvollziehbarkeit des Verhaltens, u. a. insbesondere von Menschen mit Demenz
- Förderung der Bereitschaft, aktiv an eigener Versorgung teilzunehmen

Voraussetzungen

- Intakte Beziehung zwischen Pflegeempfänger und Pflegeperson
- Kenntnisse über Lebenslauf und Einstellung des Pflegeempfängers
- Historische Kenntnisse über Generation des Pflegeempfängers
- Auseinandersetzung mit eigenem Lebenslauf

Formen der Biografiearbeit und Anregungen zur Umsetzung

TIPP

Bei der Biografiearbeit sollten aufdringliche Neugier und „Verhöre" vermieden werden. Außerdem ist das Einhalten der Schweigepflicht und der Datenschutz besonders wichtig.

Methoden	Anregungen zur Umsetzung
Gesprächs-orientierte Methoden	• Einzelgespräche • Gruppengespräche • Anregung der Angehörigen zu einem Gespräch über Familiengeschichte
Aktivitäts-orientierte Methoden	• Malen, Basteln • Vertraute Literatur, Filme und Musik, z. B. Kinderlieder, Volkslieder • (Kunst-)handwerkliche und hauswirtschaftliche Tätigkeiten • Museumsbesuche
Dokumentations-orientiertes Arbeiten	• Foto- bzw. Erinnerungsalbum erstellen (→ Abb. 5.1) • Tagebücher, Poesiealben lesen • Niederschreiben der eigenen Lebensgeschichte
Milieugestaltung	• Vertraute Möbel und Gegenstände • Erinnerungszimmer gestalten
Einbeziehen alter Gewohnheiten	• Essenszeiten, Leibspeisen • Langes Ausschlafen

Tab. 5.1 Formen der Biografiearbeit

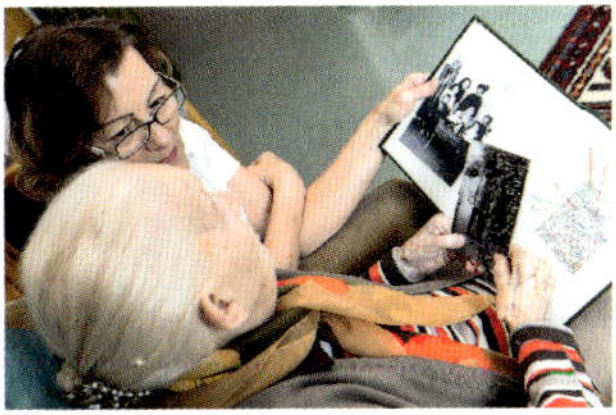

Abb. 5.1 Bewohnerin und Pflegeperson gestalten gemeinsam ein Erinnerungsalbum. [K157]

Was ist ein Blasenkatheter?

= Harnableitung aus der Harnblase über einen Schlauch nach außen.

Was ist ein transurethraler Blasenkatheter?

= Katheter, der zur Harnableitung durch die Harnröhre in die Blase gelegt ist.

MERKE

Die Anlage eines transurethralen Blasenkatheters erfolgt durch eine Pflegefachperson oder einen Arzt. Pflegefachassistenten unterstützen hierbei und bei der anschließenden Pflege.

Pflege bei transurethralem Blasenkatheter

- Reinigung: 1–2 × tägl. mit Wasser
  - Hände desinfizieren und Handschuhe anziehen
  - Mit frischem Waschlappen Katheter vom Harnröhreneingang weg reinigen, Waschlappen abwerfen
  - Harnröhrenöffnung waschen und Intimpflege (→ Kap. 16) durchführen
- Durchgängigkeit sicherstellen, Schlauch darf nicht abgeknickt sein
- System nicht trennen, bei versehentlicher Trennung Kontaktstelle mit geeignetem Desinfektionsmittel desinfizieren und wieder zusammenfügen
- Urinbeutel stets unter Blasenniveau anbringen, niemals auf Boden legen

TIPP

Um eine Zugentlastung zu schaffen, kann der Ableitungsschlauch des Katheters mit einem spezifischen Fixierpflaster am Oberschenkel befestigt werden.

Was ist ein suprapubischer Blasenkatheter?

= Katheter, der zur Harnableitung durch die Bauchdecke in die Blase gelegt ist.

MERKE

Die Anlage eines suprapubischen Blasenkatheters erfolgt durch einen Arzt. Pflegende unterstützen hierbei und bei der anschließenden Pflege. Bei Auffälligkeiten an der Einstichstelle muss das weitere Vorgehen mit einer Pflegefachperson abgestimmt werden.

Pflege bei suprapubischem Blasenkatheter

- Bei frischer oder infizierter Einstichstelle und bei Klinikaufenthalt wird durch eine Pflegefachperson ein steriler Verband angelegt und regelmäßig gewechselt
- Bei unauffälliger Einstichstelle wird in der häuslichen Umgebung kein Verband angelegt
- Durchgängigkeit sicherstellen, Schlauch darf nicht abgeknickt sein
- System nicht trennen, bei versehentlicher Trennung Kontaktstelle mit geeignetem Desinfektionsmittel desinfizieren und wieder zusammenfügen
- Urinbeutel stets unter Blasenniveau anbringen, niemals auf Boden legen

TIPP

Um eine Zugentlastung zu schaffen, kann der Ableitungsschlauch des Katheters mit einem Pflaster am Bauch fixiert werden.

Urinbeutel leeren

- Hände desinfizieren und Einmalhandschuhe anziehen
- Auffangbehälter, z. B. Urinkrug mit ml-Anzeige, unter Urinbeutel stellen
- Auslassventil aufklappen und Klemme öffnen
- Urin ablassen (Vorsicht: Auslassventil darf keine anderen Gegenstände berühren!)
- Klemme schließen, Wisch- oder Sprühdesinfektion des Ventils mit geeignetem Desinfektionsmittel, Auslassventil zurückstecken
- Beobachtung von Farbe, Geruch und Menge des Urins, bei pathologischen Veränderungen (→ Kap. 1) Pflegefachperson informieren
- Urin in Toilette entleeren, Urinkrug im Spülautomaten desinfizieren
- **Dokumentation:** Pflegehandlung, Uhrzeit, Menge und Besonderheiten des Urins (→ Kap. 10)

Was ist Blutzucker (BZ)?

= Konzentration von Glukose im Blut.

Blutzuckerkontrolle

Was ist eine Blutzuckerkontrolle?

= Messung des Blutzuckerwertes mittels kapillarer Blutentnahme.

MERKE

Pflegefachassistenten führen die Messung nur mit Fachkompetenz und in Rücksprache mit der verantwortlichen Pflegefachperson durch. Da die Blutzuckermessung eine Körperverletzung ist, ist im Vorfeld das Einverständnis des Pflegeempfängers einzuholen.

Vorbereitung

- **Material:**
  - Händedesinfektionsmittel und Einmalhandschuhe
  - Hautdesinfektionsmittel und Tupfer
  - Stichlanzette
  - Messgerät und Teststreifen (Haltbarkeit und Codenummer überprüfen!)
  - Kanülenabwurfbehälter
  - Kleine Pflasterstreifen
- Pflegeempfänger informieren und Hände waschen lassen

Durchführung

- Hände desinfizieren und Einmalhandschuhe anziehen
- Messgerät einschalten, ggf. durch Einführen des Teststreifens
- Desinfektion der Punktionsstelle, Einwirkzeit beachten: in der Regel 30 Sek. (Herstellerangaben beachten)
- Mit der Lanzette das Ohrläppchen oder die seitliche Fingerbeere punktieren (nicht Daumen und Zeigefinger)

- Lanzette in Kanülenabwurfbehälter geben
- Ersten Blutstropfen mit Tupfer (trocken, sauber) abwischen
- Zweiten Blutstropfen mit Teststreifen aufnehmen
- Messwert vom Gerät ablesen und dem Pflegeempfänger mitteilen

Nachbereitung

- Punktionsstelle mit Tupfer komprimieren, ggf. mit Pflaster versorgen
- Material aufräumen, entsorgen und desinfizieren
- **Dokumentation:** Pflegehandlung, Wert mit Uhrzeit, Besonderheiten

MERKE

Ist ein Wert unsicher, muss die Messung wiederholt werden. Messfehler entstehen z. B. durch Rückstände durch Cremes oder Essensreste, Pressen an der Punktionsstelle oder Verwendung falscher Teststreifen.

Physiologische und pathologische Werte

Bewertung der Nahrungsaufnahme	Normal	Pathologische Glukosetoleranz	Diabetes mellitus
Nüchtern	< 110 mg/dl (< 6,1 mmol/l)	110–125 mg/dl (6,1–6,9 mmol/l)	> 126 mg/dl (> 7 mmol/l)
Nach dem Essen	< 140 mg/dl (< 7,8 mmol/l)	140–199 mg/dl (7,8–11,0 mmol/l)	> 200 mg/dl (> 11,1 mmol/l)

Tab. 7.1 Physiologische und pathologische Blutzucker-Werte

Blutzuckerwerte mit schnellem Handlungsbedarf

Hypoglykämie

= Unterzuckerung bzw. Glukosemangel im Blut (BZ < 40–50 mg/dl [< 2,2–2,8 mmol/l]).

Symptome:

- Schneller Beginn mit Zittern, Unruhe, Heißhunger, Kaltschweißigkeit, Herzklopfen, neurologischen Ausfälle (Hemiparese), psychischen Veränderungen, Bewusstlosigkeit
- Extremfall: hypoglykämischer Schock mit Atem- und Kreislaufstörungen

Handlungsanweisung:

- Sofort Pflegefachperson bzw. Arzt informieren
- Blutzucker kontrollieren
- Ist der Pflegeempfänger noch bei Bewusstsein: Traubenzucker, Brot oder Saft geben (Vorsicht bei Schluckstörungen!)

Hyperglykämie

= Überzuckerung bzw. Glukoseüberschuss im Blut (BZ = 300–700 mg/dl [16,5–38,5 mmol/l])

Symptome:

- Langsamer Beginn mit vermehrter Urinausscheidung, großem Durst, Übelkeit, Erbrechen, Tachykardie, niedrigem Blutdruck, vertiefter Atmung, Bewusstseinseintrübung
- Extremfall: diabetisches Koma mit Atem- und Kreislaufstörungen

Handlungsanweisung:

- Sofort Pflegefachperson bzw. Arzt informieren
- Blutzucker kontrollieren

Bei unklarer Diagnostik niemals Insulin verabreichen, dies kann tödlich sein, wenn es sich um eine Hypoglykämie handelt. Bevorzugt Traubenzucker verabreichen, denn diese Blutzuckererhöhung ist nicht dramatisch.

Was ist ein Dekubitus?

= Schädigung der Haut und/oder des darunter liegenden Gewebes; Ursache: Druck in Kombination mit Scherkräften.

Was ist eine Dekubitusprophylaxe?

= Maßnahmen, die geeignet sind, um die Entstehung eines Dekubitus zu verhindern.

→ *Deutsches Netzwerk für Qualitätsentwicklung in der Pflege (DNQP). Expertenstandard Dekubitusprophylaxe in der Pflege, 2. Aktualisierung. Osnabrück: 2017*

Risikoeinschätzung

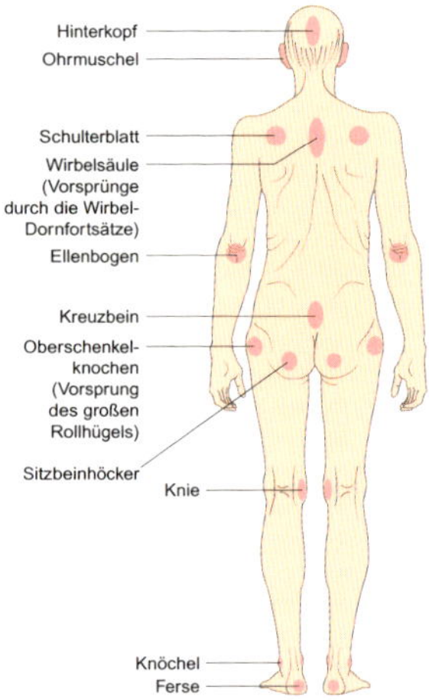

Abb. 8.1 Besonders dekubitusgefährdete Körperstellen. [L234]

MERKE

Die differenzierte Einschätzung des Risikos findet durch eine Pflegfachperson statt. Pflegefachassistenten unterstützen hierbei und bei der Umsetzung prophylaktischer Maßnahmen.

Fingerdrucktest

- Gerötete Stelle mit einem Finger eindrücken
- **Fingerdrucktest negativ:** weißer Fleck, der sich schnell wieder rötet
- **Fingerdrucktest positiv:** keine Farbveränderungen der Haut, ein Dekubitus liegt vor

TIPP

Grundpflegerische Maßnahmen schaffen eine gute Möglichkeit, den Fingerdrucktest an gefährdeten Stellen durchzuführen, um ein Risiko oder einen Dekubitus festzustellen.

Maßnahmen

Hautpflege und Ernährung

- Gute Hautpflege (→ Kap. 11) und Ernährung (→ Kap. 9) dienen dem Erhalt des Gewebes
- Haut nicht unnötig lang Nässe, z. B. durch Urin, Stuhl oder Schweiß, aussetzen
- Ausreichende Aufnahme von Wasser, Kohlenhydraten, Eiweiß, Vitaminen und Spurenelementen

Bewegungsförderung (→ Kap. 4)

- Zur Bewegung motivieren und Eigenbewegungen fördern
- Durch aktive, assistive oder passive Bewegung Körperpartien entlasten
- Mobilisation und Transfer nach individuellem Bewegungsplan

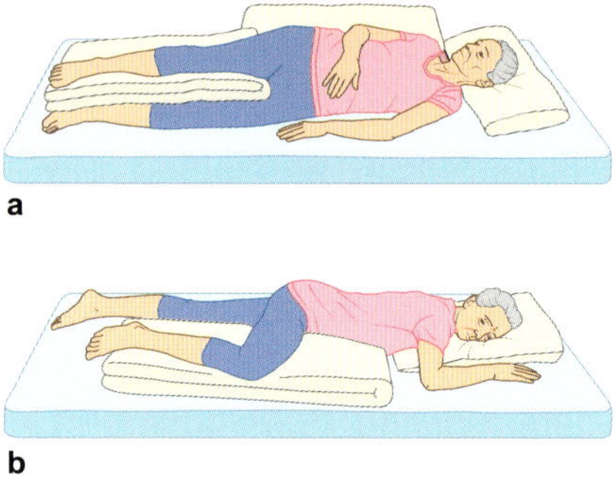

Abb. 8.2 Positionierung zur Druckentlastung im Liegen: a) 30°-Positionierung; b) 135°-Positionierung. [L234]

Positionierung (→ Kap. 23)

- Druckentlastung im Sitzen, z. B. durch Keilkissen oder Gesäßkissen (kein Ringkissen); Füße haben Bodenkontakt, z. B. durch Fußschemel
- Mikropositionierungen, z. B. durch kleine Kissen oder Handtuchrollen
- Lagewechsel im Liegen, z. B. 30°-Positionierung, 135°-Positionierung (→ Abb. 8.2)

Bewegungshilfsmittel

- Falls Druckentlastung durch Bewegungsförderung nicht ausreicht
- Hilfsmittel sind z. B. Wechseldruckmatratzen, Antidekubitusmatratzen. Positionierungen sind trotzdem erforderlich!

Was ist Ernährung?

= Zufuhr von Nährstoffen zur Aufrechterhaltung der Lebensfunktionen.

Ausgewogene Ernährung

Eine ausgewogene Ernährung kann durch die Ernährungspyramide (→ Abb. 9.1) veranschaulicht werden.
Werden Grundsätze der ausgewogenen Ernährung nicht eingehalten oder kommt es aufgrund von Krankheiten zu einem veränderten Nährstoffbedarf, kann es zu einer Unter-, Fehl- oder Überernährung kommen.

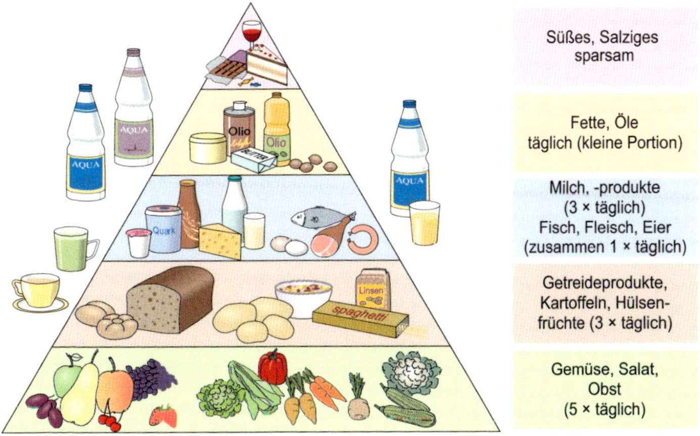

Abb. 9.1 Ernährungspyramide. [L190]

TIPP

Wird nach einer differenzierten Beurteilung des Ernährungszustandes durch eine Pflegefachperson festgestellt, dass ein Pflegeempfänger unter- oder überernährt ist, sollten die Rahmenbedingungen der Ernährung und/oder die Nahrungsmittel verändert werden. Bei Fehl- oder Mangelernährung sollten die Pflegenden eine professionelle Ernährungsberaterin hinzuziehen.

→ *Deutsches Netzwerk für Qualitätsentwicklung in der Pflege (DNQP). Expertenstandard Ernährungsmanagement zur Sicherung und Förderung der oralen Ernährung in der Pflege, 1. Aktualisierung. Osnabrück: 2017*

Ernährungstipps bei Unterernährung

- Tisch und Speisen appetitlich gestalten, übervolle Teller vermeiden
- Wunschkost von Angehörigen mitbringen lassen, z. B. Lieblingsspeisen
- Häufige kleine statt wenige große Mahlzeiten anbieten
- Lebensmittel mit wenig Ballaststoffen anbieten
- Tee mit Honig oder Zucker süßen, Anreicherung der Speisen mit pflanzlichen Ölen
- Nach Rücksprache mit dem Arzt Trinknahrung anbieten, z. B. Fresubin®
- Individuelle Essenszeiten ermöglichen (Biografie beachten)
- Motivierende Umgebungsgestaltung, z.B. Tisch- oder Wanddekoration
- Ggf. Schmerzreduktion und Schmerzbekämpfung
- Zahnstatus beachten

Ernährungstipps bei Überernährung

- Langsam essen und Mahlzeiten genießen lassen
- Reduktion der Kalorienzufuhr: ca. 1500 kcal/Tag, je nach körperlicher Betätigung
- Fett- und kohlenhydratarme, eiweiß-, mineralstoff- und vitaminreiche Kost anbieten
- Ballaststoffreiche Kost bevorzugen, um das Sättigungsgefühl schneller hervorzurufen
- Viel Flüssigkeit anbieten, nach Möglichkeit Wasser oder ungesüßten Früchtetee
- Vermeidung von Süßigkeiten und Alkohol
- Führen eines Ernährungsprotokolls
- Regelmäßige Kontrollen und Dokumentation des Körpergewichts

Essen anreichen

- Eigene Hände und Hände des Pflegeempfängers waschen (lassen)
- Pflegeempfänger in aufrecht sitzende Position bringen und Serviette um Hals legen (lassen)
- Auf Augenhöhe des Pflegeempfängers begeben, idealerweise sitzen und während der gesamten Maßnahme bei ihm bleiben
- Speisen appetitlich anrichten, nicht vorweg in kleine Stücke schneiden, verschiedene Speisen nicht miteinander mischen

MERKE

Begriffe wie „Latz“ oder „Füttern“ vermeiden. Stattdessen Begriffe wie „Serviette“ oder „Essen anreichen“ nutzen, um die Würde des Pflegeempfängers zu wahren.

- Mundgerechte Portion der Speise waagerecht in Mund einführen, dabei darauf achten, dass Gabel oder Löffel auf der Zunge zum Liegen kommen

- Gabel oder Löffel aus geschlossenem Mund ziehen
- Mit nächster Portion warten, bis heruntergeschluckt wurde
- Menschen mit Schluckstörungen nicht ablenken, flüssige und feste Nahrung getrennt verabreichen

MERKE

Bei Schluckstörungen muss das Anreichen der Nahrung mit der verantwortlichen Pflegefachperson abgestimmt oder von ihr übernommen werden. Dabei sind Aspekte der Aspirationsprophylaxe zu beachten, um das Einatmen von Speisen und eine Pneumonie zu verhindern. Außerdem sollte ein Logopäde einbezogen werden.

- Zur Säuberung des Mundes zweite Serviette verwenden
- Zwischendurch Getränk anbieten und verabreichen
- Mahlzeit beenden, sobald der Pflegeempfänger signalisiert, dass er satt ist oder nicht mehr essen möchte; nicht zu weiterem Essen überreden
- Pflegeempfänger nach Befinden fragen und ihn mind. 30 Min. in Oberkörperhochlage belassen
- Pflegeempfänger unterstützen, gewünschte Position einzunehmen
- Material aufräumen, entsorgen und desinfizieren
- **Dokumentation:** Pflegehandlung, Essensmenge, Besonderheiten, ggf. Flüssigkeitsbilanz (→ Kap. 10)

MERKE

Ernährung kann einen wesentlichen Einfluss auf die Wirkung von Medikamenten haben. Diese kann durch Nahrungsmittel abgeschwächt, verzögert oder verhindert werden bzw. kann eine überschießende Wirkung eintreten.

Was ist eine Flüssigkeitsbilanz?

= Erfassung aller Flüssigkeiten, die in einem bestimmten Zeitraum (z. B. 24 Std.) dem Körper zugeführt (Einfuhr) und von ihm ausgeschieden werden (Ausfuhr).

Einfuhr und Ausfuhr

Einfuhr	Ausfuhr
• Oral aufgenommene Flüssigkeiten, z. B. Getränke, Suppen • Über PEG/Magensonde zugeführte Flüssigkeiten • Infusionen und Transfusionen • Speisen ca. 850 ml	• Urin • Diarrhö, regulärer Stuhl ca. 100 ml • Erbrochenes • Regulär Atmung und Schwitzen ca. 450 ml pro Tag (ca. 500–1000 ml bei Fieber) • Blutungen, viel Wundsekret • Abfluss über Punktate, Sonden, Drainagen

Tab. 10.1 Flüssigkeiten, die dem Körper zugeführt und von ihm ausgeschieden werden

Durchführung

- Pflegeempfänger über Maßnahme informieren
- Bilanzblatt mit Namen und Datum vorbereiten
- Steckbecken, Urinflasche und Toilettenstuhl mit Namen und „Bilanz“ beschriften
- Beginn (z. B. 7 Uhr): Blase entleeren lassen und Urin verwerfen, ebenso z. B. Sekrete aus Drainagen
- Ab jetzt Ein- und Ausfuhr in ml aufschreiben
- Tassen und Gläser ganz füllen und erst aufschreiben, wenn sie leer getrunken sind

- Informationsgabe durch Angehörige, Dokumentation durch Pflegeperson
- Bei Ausscheidungen, die nicht gemessen werden können oder „ins Bett gehen“, Menge abschätzen oder wiegen
- Ende: Blase entleeren lassen, Urin mitberechnen
- Gesamtbilanz berechnen = Einfuhr – Ausfuhr
- **Dokumentation:** Pflegehandlung, Menge der Einfuhr und Ausfuhr, Gesamtbilanz

Bilanzierungswerte

- Ausgeglichene Bilanz: Einfuhr ≙ Ausfuhr (bzw. Einfuhr um 200–400 ml > Ausfuhr)
- Positive (Plus-)Bilanz: Einfuhr > Ausfuhr, zuviel Flüssigkeit durch Nahrung oder Infusionen, dadurch entstehen z. B. Ödeme, erhöhter Blutdruck
- Negative (Minus-)Bilanz: Einfuhr < Ausfuhr, Flüssigkeitsverlust z. B. durch Erbrechen, Diarrhö, Folge z. B. Schock

MERKE

Die Gesamtbilanz muss mit den Zielvorgaben der ärztlichen Anordnung übereinstimmen. Tut sie das nicht, muss die verantwortliche Pflegefachperson bzw. der Arzt informiert werden.

Volumenangaben zur Bilanzierung

Vorsicht! Mengenangaben können variieren!

- Thermoskanne = 1000 ml
- Große Flasche = 750 ml/1000 ml/1500 ml
- Kleine Flasche = 300 ml/500 ml
- Tee-/Kaffeetasse = 150 ml/250 ml
- Schnabelbecher/Glas = 200 ml

Was ist die Haut?

= größtes Organ des Menschen; erfüllt u. a. Schutz-, Sinnes-, Abwehr-, Stoffwechsel- und Regulationsfunktionen.

Hautbeobachtung

- **Hauttemperatur:** überhitzt, kaltschweißig
- **Hautfarbe** (→ Tab. 11.1): Rötung, Blässe, Ikterus (Gelbfärbung), Zyanose (Blaufärbung), Graufärbung
- **Hautoberfläche:** fettig, unrein, trocken, schuppig, verhornt, feucht, aufgequollen (mazeriert), wund
- **Hautspannung (Hautturgor):** reduziert, gespannt
- **Sonstiges:** Hautausschlag, Entzündungszeichen, Muttermale
- Hautinspektion von Kopf bis Fuß + Zehenzwischenräume und Nägel
- Stehende Hautfalten durch reduzierte Hautspannung (Hautturgor), typisch für gealterte od. „ausgetrocknete" Haut. Bei adipösen Patienten tritt dieses Symptom meist nicht auf, bei Kindern aussagekräftiger Indikator für Exsikkose

TIPP

Bildet sich eine eingedrückte Hautdelle nur langsam zurück, liegt eine Flüssigkeitsansammlung im Gewebe (Ödem) vor.

Veränderung	Physiologische Ursachen	Pathologische Ursachen
Rötung	Hitze, Kälte, Anstrengung, Scham, Aufregung	Fieber, Bluthochdruck, Verbrennung, Allergie, Dekubitus
Blässe	Frischluftmangel, Erschrecken	Blutungen, Blutarmut
Zyanose	Kälte	Sauerstoffmangel im Blut
Ikterus	Gelbsucht bei Neugeborenen	Erkrankungen der Leber, Galle
Graufärbung	Sterbeprozess	Tumorerkrankungen

Tab. 11.1 Veränderungen der Hautfarbe und Ursachen

MERKE

Bei der Körperpflege Haut stets gründlich beobachten. Nicht bekannte Hautveränderung dokumentieren und das weitere Vorgehen mit der verantwortlichen Pflegefachperson abstimmen.

Hautpflege

- Nicht zu lange Duschen oder Baden (max. 10 Min.)
- Sorgfältig abtrocknen, um Pilzinfektionen, Wundwerden und Kälte zu vermeiden
- Seife sparsam nutzen und immer gründlich abwaschen
- Nur Wasser bzw. pH-neutrale Pflegeprodukte verwenden

Hautpflegemittel

Hauttyp	Hautpflegemittel und Wassertemperatur
Fettig	• Wassertemperatur: warm, aber nicht heiß • Syndets, z. B. Duschgel • Öl-in-Wasser-Emulsionen (Lotion mit ca. 60 % Wasseranteil)
Trocken	• Wassertemperatur: eher kühl • Wasser-in-Öl-Emulsionen (Cremes mit ca. 30 % Wasseranteil)

Tab. 11.2 Geeignete Hautpflegemittel nach Hauttyp

→ *Deutsches Netzwerk für Qualitätsentwicklung in der Pflege (DNQP). Expertenstandard Erhaltung und Förderung der Hautintegrität in der Pflege, Osnabrück: 2024*

MERKE

Im Expertenstandard werden u.a. unterschieden Inkontinenz-assoziierte Dermatitis (IAD), Windeldermatitis (WD), Intertrigo, Hautablederungen (Skin tears) und Hauttrockenheit (Xerosis cutis).

Was ist herausforderndes Verhalten?

= Verhalten von Menschen mit Demenz, das an andere Personen besondere Anforderungen stellt. Es kann z. B. Hinweise geben auf Angst, Schmerz oder Nichtverstehen einer Situation.

Beispiele

- Ruheloses Umhergehen, Hin- und Weglauftendenz (→ Kap. 13)
- Verbal und tätlich abwehrendes Verhalten, Aggression
- Permanentes Rufen und Schreien
- Schlafstörungen
- Apathie (Teilnahmslosigkeit)

Problematisch ist herausforderndes Verhalten, wenn Situationen eskalieren und Menschen sich selbst und/oder andere in Gefahr bringen.

Was ist Deeskalation?

= Maßnahmen, welche die Entstehung oder Steigerung von Gewalt und Aggression erfolgreich verhindern können.

Maßnahmen zur Deeskalation

- Aktives Zuhören und empathisches Verhalten
- Situation aufmerksam beobachten, reflektieren und nicht persönlich nehmen
- Abstand halten, um nicht verletzt zu werden
- Nicht auf die Verhaltensebene des Pflegeempfängers begeben
- Offene Fragen stellen: „Was ist passiert?", „Was ist der Auslöser?"
- Falls eine Situation zu eskalieren droht, Kollegen rufen
- Prüf- und Handlungsschritte zur Deeskalation nutzen (→ Abb. 12.1)
- Arzt informieren, wenn z.B. Schmerzen vermutet werden
- **Dokumentation:** Zeitpunkt und Dauer, vorangegangene Situation, mögliche Auslöser, Handlungen, Maßnahmen und Ergebnis etc.

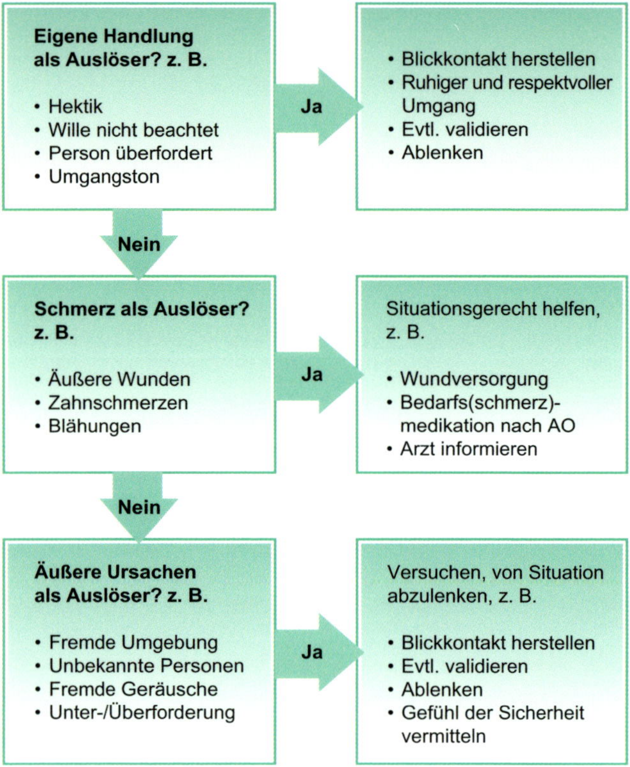

Abb. 12.1 Prüf- und Handlungsschritte zur Deeskalation. [L138]

Was ist eine Hin- und Weglauftendenz?

= kann bei Menschen mit Demenz auftreten. Orientierungsstörungen, Suchverhalten, biografisch abgespeicherte Muster der Tagesstrukturierung und ein erhöhter Bewegungsdrang führen zum Verlassen der häuslichen Umgebung und unter Umständen zur Selbstgefährdung.
→ *Deutsches Netzwerk für Qualitätsentwicklung in der Pflege (DNQP). Expertenstandard Beziehungsgestaltung in der Pflege von Menschen mit Demenz. Osnabrück: 2019*

Mögliche Folgen

- Sturz, Verletzung, Gefährdung im Straßenverkehr, Unterkühlung, Flüssigkeitsmangel, fehlende Medikamenteneinnahme etc.

Maßnahmen zur Vorbeugung

- Kommunikation auf Augenhöhe, von vorne ansprechen
- Verstehenshypothese erstellen
- Zeit nehmen
- Biografie beachten
- Wertschätzendes Verhalten
- Alltagsorientierung (Schilder für Räume, Uhr, Kalender)
- Über- bzw. Unterforderung vermeiden
- Beschäftigungsangebote
- Möglichkeiten zur Bewegung schaffen, z. B. „Rundwege"
- Schmerzen und Stress reduzieren
- Validation (→ Kap. 29)
- Feste Bezugspersonen, die Geborgenheit und Sicherheit vermitteln
- Telefonnummer der Einrichtung in die Kleidung des Pflegeempfängers stecken
- Absprachen mit näherer Umgebung, z. B. Nachbarn, Geschäfte, Polizei

Maßnahmen bei vermissten Personen

MERKE
Wird ein Pflegeempfänger in der Institution vermisst, muss sofort die verantwortliche Pflegefachperson informiert werden.

- Nähere und entfernte Umgebung absuchen: Räume, Flur, Treppenhaus, Keller, Nischen, Garten, Nachbarn, nahe Straßen und Feldwege
- Überlegen, wo die Person hingegangen sein könnte, z. B. zu Angehörigen, nach Hause, Restaurant; dort anrufen und nachfragen
- Bei erfolgloser Suche:
  - Angehörige, ggf. Betreuer informieren
  - Polizei verständigen und Informationen geben zu aktueller Kleidung, Aussehen, Vermutung des Aufenthaltsorts, bisheriger Suche
- Genaue und engmaschige **Dokumentation** aller Schritte

Was ist Hygiene?

= Maßnahmen zur Vorbeugung von Infektionskrankheiten durch Reinigung, Desinfektion und Sterilisation.

Allgemeine Hygienerichtlinien

- Saubere und sterile Utensilien nicht ins Bett legen
- Schmutzige Wäsche nicht auf Tische oder Stühle legen
- Keine Utensilien auf Fußboden legen
- Durchzug und Staub aufwirbeln vermeiden
- Kontaminierte Gegenstände entsorgen oder desinfizieren
- Tägl. Desinfektion bewohner- bzw. patientennaher Flächen

Händehygiene

Hände waschen	Hände desinfizieren	Einmalhandschuhe tragen
Zur Säuberung/Reinigung	**Zur Keimreduktion**	**Zum Schutz**
• Vor und nach der Arbeit • Vor Essensverteilung • Nach Toilettennutzung • Bei sichtbaren Verschmutzungen • Nach Kontakt mit speziellen Keimen, z. B. Clostridium difficile	• Vor und nach Kontakt mit Pflegeempfänger • Vor aseptischen Tätigkeiten • Nach Kontakt mit potenziell infektiösem Material • Nach Kontakt mit unmittelbarer Umgebung des Pflegeempfängers	Bei möglichem Kontakt mit potenziell infektiösem Material, z. B. Blut, Sekret, Ausscheidungen

Tab. 14.1 Händehygiene

MERKE

Bei der Händedesinfektion muss eine Einwirkzeit von 30 Sek. (siehe Herstellerangabe!) eingehalten werden. In dieser Zeit müssen die Hände mit Desinfektionsmittel benetzt sein.

Persönliche Hygiene

- Gepflegtes Aussehen sicherstellen, saubere Dienstkleidung tragen
- Körpergeruch durch regelmäßige Körperhygiene vermeiden
- Hand- und Unterarmschmuck im Dienst ablegen
- Kurze Fingernägel tragen, auf Nagellack und Kunstnägel verzichten
- Lange Haare zusammenbinden
- Ohrringe, Piercings o. Ä. ablegen oder ggf. abkleben

Spezielle Hygienerichtlinien bei Isolation

- Je nach Keim z. B. Schutzkittel, Handschuhe, Mundschutz, Haube, Schutzbrille tragen
- Vor Betreten des Zimmers alle nötigen Materialien vorbereiten
- So wenig wie möglich, so viel wie nötig mit in das Zimmer nehmen
- Material, welches wieder mit aus dem Zimmer genommen wird, mit geeignetem Flächendesinfektionsmittel desinfizieren
- Angehörige über Schutzmaßnahmen informieren und anleiten
- Vor Verlassen des Zimmers Schutzausrüstung ausziehen und in einen dafür vorgesehenen Müllsack abwerfen
- Müll- und Wäschesäcke regelmäßig entsorgen, z. B. mit der „Sack-in-Sack-Technik“
- Essenstablett als letztes abräumen und in Küche geben

Was ist Inkontinenz?

= ungewollter Abgang von Urin oder Stuhl.
→ *Deutsches Netzwerk für Qualitätsentwicklung in der Pflege (DNQP). Expertenstandard Kontinenzförderung in der Pflege, 2. Aktualisierung. Osnabrück: 2024*

Harninkontinenz

Maßnahmen

MERKE
Die Maßnahmen richten sich nach der Ursache der Inkontinenz, die ärztlich abgeklärt werden muss. Dennoch gibt es allgemeine Maßnahmen, die durchgeführt werden können.

- Gewichtsreduktion (→ Kap. 9)
- Beobachtung der Ausscheidung auf Frequenz, Menge, Farbe, Geruch und Beimengungen(→ Kap. 20)
- Trinkmenge von 1,5–2 l tägl. einhalten (Arztanordnung berücksichtigen)
- Regelmäßige und gründliche Hautreinigung und -pflege
- Förderung der Autonomie: kurze Wege zur Toilette, Toilettensitzerhöhung, Gehhilfe (→ Kap. 4), leicht zu öffnende Kleidung
- Blasentraining: zu individuell festgelegten Zeiten Wasser lassen
- Beckenbodentraining
- Inkontinenzhilfsmittel anbieten
- Ggf. Miktionsprotokoll führen: Zeit, Menge, Häufigkeit der Urinausscheidung, Hilfsmittel, Unterstützung etc.
- Auf die Bitte um Hilfe bei der Ausscheidung wird umgehend reagiert

Stuhlinkontinenz

Maßnahmen

- Gewichtsreduktion
- Hautreinigung und -pflege, Öltücher zur Reinigung verwenden
- Förderung der Autonomie: kurze Wege zur Toilette, Toilettensitzerhöhung, Halterungen und Aufstehhilfen, Gehhilfe, leicht zu öffnende Kleidung verwenden
- Zu festgelegten Zeitpunkten zur Toilette begleiten
- Beobachtung der Ausscheidung auf Frequenz, Menge, Farbe, Geruch und Beimengungen
- Angepasste Ernährung
- Inkontinenzhilfsmittel anbieten
- Ggf. Defäkationsprotokoll führen: Zeit, Menge, Häufigkeit der Stuhlausscheidung, Hilfsmittel, Unterstützung etc.

Inkontinenzhilfsmittel

- Aufsaugende Hilfsmittel, z. B. Vorlagen, Inkontinenzslips, Schutzeinlagen für Bett
- Mobile Hilfsmittel, z. B. Urinflasche, Steckbecken, Toilettenstuhl
- Ableitende Hilfsmittel, z. B. Kondomurinal, Blasenkatheter (→ Kap. 6), Fäkalkollektor
- Mechanische Hilfsmittel, z. B. Pessare, Vaginaltampons, Analtampons

MERKE

Begriffe wie „Windel“ und „wickeln“ vermeiden. Stattdessen Begriffe wie „Inkontinenzslip“ und „Vorlagenwechsel“ verwenden, um die Würde des Pflegeempfängers zu wahren.

Was ist Intimpflege?

= Körperpflege im Bereich der Geschlechtsorgane.

Grundsätzliches

- Immer Einmalhandschuhe tragen
- Intimsphäre wahren, ggf. gleichgeschlechtliche Pflege ermöglichen
- Optimale Lichtverhältnisse schaffen
- Im Rahmen der Körperpflege vor Intimpflege Wasserwechsel durchführen; frische Waschlappen und Handtücher verwenden
- Nach Möglichkeit auf Waschzusätze verzichten
- Von der Symphyse zum Anus, also von vorne nach hinten waschen
- Zunächst den Bauch vom Nabel abwärts, die Leisten und die Innenseiten der Oberschenkel waschen und trocknen, danach Intimpflege durchführen

Intimpflege bei der Frau (→ Abb. 16.1)

- Beine aufstellen und spreizen lassen
- Kleine Schamlippen spreizen, Harnröhrenöffnung und Vaginaleingang waschen
- Große Schamlippen spreizen und kleine Schamlippen waschen
- Große Schamlippen waschen und Intimbereich trocknen

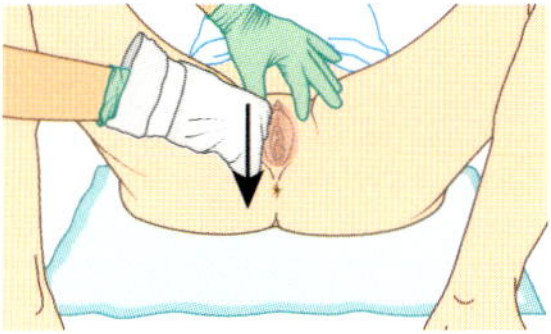

Abb. 16.1 Intimpflege bei der Frau. [L234]

Intimpflege beim Mann (→ Abb. 16.2)

- Vorhaut ganz zurückziehen, Harnröhreneingang und Eichel vorsichtig reinigen und trocknen
- Vorhaut wieder zurückschieben
- Penisschaft zum Körper hin waschen und trocknen
- Hodensack in Richtung Gesäß waschen und trocknen

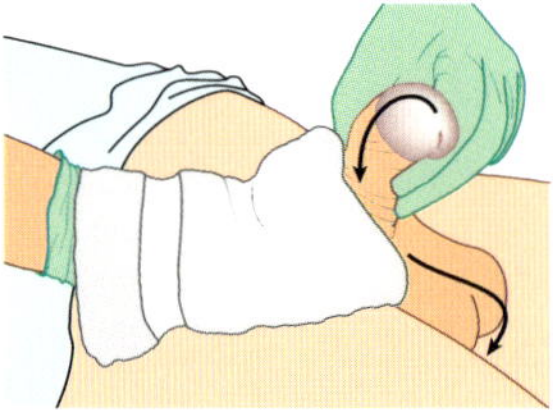

Abb. 16.2 Intimpflege beim Mann. [L234]

Waschen des Gesäßes

- Beide Gesäßhälften waschen und trocken
- Anus in Richtung Steißbein, also von vorne nach hinten waschen und trocknen

MERKE

Wird der Pflegeempfänger hierfür zur Seite gedreht, ist der Teil des Gesäßes unzugänglich, auf dem er liegt. Nicht vergessen, nach erneuter Drehung auch diesen Bereich zu waschen und die Haut zu inspizieren.

Was ist Körperpflege?

= Reinigung und Pflege des Körpers, der Haut und Hautanhangsgebilde (z.B. Haare und Nägel).

Grundsätzliches

- Gewohnheiten und Fähigkeiten des Pflegeempfängers einbeziehen
- Intimsphäre wahren, z. B. durch Aufstellen einer Trennwand
- Angenehme Zimmertemperatur schaffen, Fenster schließen
- Vorhänge zuziehen, Pflegeempfänger zudecken
- Wenn möglich, nicht zu zweit waschen, um den Pflegeempfänger nicht zu verwirren

Hygienerichtlinien

- Einmalschürze tragen
- Händedesinfektion nach Hygienerichtlinien
- Zur Intimpflege (→ Kap. 16) und bei Hauterkrankungen Einmalhandschuhe tragen
- Infektiöse Hautpartien zuletzt waschen, getrennte Utensilien verwenden
- Nach Gebrauch Waschschüssel im Spülautomaten desinfizieren

Körperpflege im Bett

Vorbereitung

- **Material:**
  - Händedesinfektionsmittel, Einmalhandschuhe, Einmalschürze
  - Waschschüssel mit Wasser (Temperatur nach Wunsch des Pflegeempfängers)
  - Handtücher und (Einmal-)Waschlappen
  - Waschlotion (kein Seifenstück) und Hautpflegemittel (→ Kap. 11)
  - Kamm, Bürste, Spiegel

  - Frische Kleidung
  - Ggf. Hilfsmittel zur Inkontinenzversorgung
- Nachttisch frei räumen, alle Materialien sinnvoll darauf anordnen
- Pflegeempfänger mit erhöhtem Oberkörper positionieren
- Lagerungshilfsmittel entfernen

Durchführung

- Wassertemperatur durch Pflegeempfänger prüfen lassen
- Nach Wunsch dem Wasser eine Waschlotion zugeben oder direkt auf Waschlappen geben
- Augen vom äußeren zum inneren Augenwinkel waschen
- Von Stirn über Wangen zum Kinn, Nase und Mundpartie waschen und trocknen
- Ohrmuscheln und hinter den Ohren waschen und trocknen
- Nach Wunsch Gesicht eincremen
- Kleidung, z. B. Nachthemd, ausziehen (lassen) und Handtuch auf den Oberkörper legen
- Hals, Achselhöhlen, Arme und Hände in langen Zügen waschen und trocknen
- Brustkorb und Bauch waschen und trocknen
- Bauchnabel waschen und inspizieren, ggf. mit Watteträger und Öl reinigen
- Zum Rückenwaschen Pflegeempfänger aufsetzen (lassen) oder beim Drehen unterstützen, Rücken waschen und trocknen
- Oberkörper nach Wunsch eincremen
- Beine anstellen (lassen) und in langen Zügen waschen und trocknen
- Füße und Zehenzwischenräume waschen, inspizieren und trocknen
- Intimpflege durchführen (→ Kap. 16) und ggf. Inkontinenzmaterial anlegen (→ Kap. 15)
- Beim Ankleiden und Haare kämmen unterstützen

MERKE

Hautfalten müssen immer gründlich gewaschen, inspiziert und getrocknet werden, um Auffälligkeiten rechtzeitig erkennen zu können (Gefahr: Intertrigo). Daneben müssen Seifenrückstände immer vollständig entfernt werden, um einer Schädigung der Haut vorzubeugen.

Nachbereitung

- Kontrolle der zu- und ableitenden Systeme, z.B. Urinbeutel unter Blasenniveau
- Persönliche Dinge, Rufanlage und Getränk in Reichweite bringen
- Material entsorgen, aufräumen und desinfizieren
- **Dokumentation:** Pflegehandlung, Beobachtungen, Besonderheiten

Körperpflege am Waschbecken

Vorbereitung

- Material, z.B. Handtücher, Waschutensilien und Kleidung, im Bad bereitlegen
- Sitzgelegenheit am Waschbecken mit Handtuch abdecken
- Pflegeempfänger ins Bad begleiten oder mit Rollstuhl hinfahren

Durchführung

- Sicherstellen, dass Pflegeempfänger alle Utensilien erreicht
- Zu- und ableitende Systeme sicher und korrekt anbringen
- Unterstützung geben beim Einstellen der Wassertemperatur
- Nach Wunsch und Zustand beim Entkleiden unterstützen
- Pflegeempfänger ist selbstständig (kreislaufstabil und orientiert): Badtür schließen, Rufanlage in greifbare Nähe legen
- Pflegeempfänger benötigt teilweise Hilfe: zuerst alle Körperpartien waschen lassen, die er selbst erreicht
- Nicht selbstständig erreichte Körperpartien waschen und trocknen

- Nach Wunsch beim Eincremen und Haare kämmen unterstützen
- Pflegeempfänger beim Ankleiden unterstützen

TIPP

Es empfiehlt sich, die Intimpflege vor der Mobilisation im Bett durchzuführen.

Nachbereitung

- Pflegeempfänger wieder zum Bett bzw. an den Tisch begleiten
- Material aufräumen, entsorgen und desinfizieren
- Waschbecken für nächste Person reinigen und desinfizieren
- **Dokumentation:** Pflegehandlung, Beobachtungen, Besonderheiten

Was ist Mundpflege?

= Mund- und Zahnhygiene sowie Maßnahmen zur Vorbeugung und Behandlung von Krankheiten im Mund- und Rachenraum.

→ *Deutsches Netzwerk für Qualitätsentwicklung in der Pflege (DNQP). Expertenstandard Förderung der Mundgesundheit in der Pflege, Osnabrück: 2023*

Zähneputzen

- Zweimal täglich, morgens und abends
- Zahnpasta auf feuchte Borsten der Zahnbürste geben
- Zahnbürste im 45°-Winkel auf Zahnreihe setzen, sodass die Borsten in Richtung Zahnfleisch zeigen, mäßigen Druck ausüben
- Zähne mit kreisenden Bewegungen putzen (Putzrichtung: vom Zahnfleisch zum Zahn)
- Beide Zahnreihen (erst oben, dann unten) innen und außen sowie Kauflächen der Backenzähne bürsten, möglichst zwei Minuten
- Mundhöhle mit Wasser ausspülen (lassen)

MERKE

Nach der Aufnahme säurehaltiger Lebensmittel eine halbe Stunde mit dem Zähneputzen warten, um den Zahnschmelz zu schützen.

Zahnprothesenpflege

- Hände desinfizieren und Einmalhandschuhe anziehen
- Prothese(n) aus Mund nehmen (lassen), in Prothesenschale legen

TIPP

Lassen sich Prothesen schwer entfernen, kann versucht werden, mit einem Finger über bzw. unter die Prothese zu kommen, um sie zu lösen.

- Wichtig: Inspektion der Mundhöhle: Schleimhäute, Zunge, Zähne und Zahnersatz
- Waschbecken mit Wasser füllen, um Prothese beim Fall zu schützen
- Prothese unter fließendem Wasser mit Zahnbürste reinigen, evtl. auf Wunsch in ein Prothesenreinigungsmittel einlegen
- Vorhandene Zähne mit Zahnbürste putzen (lassen)
- Mund ausspülen lassen oder auswischen
- Vor Einsetzen der Prothese(n) nach Wunsch Haftcreme auftragen
- Erst untere und danach die obere Zahnprothese einsetzen (lassen)

MERKE

Um Verformungen des Kiefers vorzubeugen, sollten Prothesen durchgängig getragen werden. Manche Menschen sind es jedoch gewohnt, sie nachts zu entfernen.

Spezielle Mundpflege

Vorbereitung

- **Material:**
  - Händedesinfektionsmittel und Einmalhandschuhe
  - Wasser oder Mundpflegemittel (z. B. Tee), Dexpanthenolsalbe
  - Waschlappen und Handtuch
  - Klemme, alternativ behandschuhter Zeigefinger
  - Unsterile Pflaumentupfer, unsterile Mullkompressen
  - Taschenlampe und Spatel
  - Nierenschale als Abwurf
- Pflegeempfänger mit erhöhtem Oberkörper positionieren (lassen)

Durchführung

- Hände desinfizieren, ggf. Einmalhandschuhe anziehen
- Mundhöhle mit Taschenlampe und Spatel inspizieren: Wangentaschen, Zahnreihen und Zunge begutachten
- Pflaumentupfer bzw. Kompresse mit Wasser oder Mundpflegeflüssigkeit anfeuchten
- Pflaumentupfer so um Klemme legen, dass Metall vollständig bedeckt ist, alternativ unsterile Kompresse eng um Finger wickeln

MERKE

- Bei Auffälligkeiten bzw. Veränderungen der Mundschleimhaut muss die verantwortliche Pflegefachperson informiert werden.
- Bei bewusstseinseingeschränkten Personen Mundpflege nicht mit dem Finger durchführen (Gefahr: Biss!).
- Bei Menschen mit erhöhter Blutungsneigung keine Klemme benutzen.

- Wangentaschen von hinten nach vorn reinigen
- Außenseite der Zähne abreiben
- Unter und seitlich der Zunge von hinten nach vorn streichen
- Harten Gaumen und Zungenoberfläche von hinten nach vorn abwischen
- Tupfer wechseln, sobald er mit Sekret belegt ist
- Mund mit Waschlappen reinigen und Handtuch trocknen

Nachbereitung

- Material aufräumen, entsorgen und desinfizieren
- Pflegeempfänger unterstützen, in Wunschposition zu kommen
- **Dokumentation**: Pflegehandlung, gewähltes Mundpflegemittel, Beobachtungen, Besonderheiten

Was ist ein Notfall?

= Situation, die ohne sofortige Behandlung zu schweren Schäden oder zum Tod führt.

MERKE

Bei allen hier aufgeführten Notfällen müssen sofort eine Pflegefachperson und ein Arzt informiert werden.

Maßnahmen beim Auffinden einer reglosen Person

- Person laut ansprechen („Alles in Ordnung?") und an Schulter schütteln
  - Reagiert die Person, wird sie zunächst in der vorgefundenen Lage belassen
  - Erfolgt keine Reaktion, ist die Person bewusstlos
- Um Hilfe rufen: Notrufknopf drücken, Notruf wählen, Kollegen rufen
- Person auf Rücken drehen
- Atmung überprüfen, Atemwege freimachen: Kopf überstrecken, Kinn anheben, Esmarch-Handgriff anwenden, sichtbare Fremdkörper entfernen (→ Abb. 19.1)
- Wange dicht über Mund und Nase der Person halten und auf Brustkorb sehen
  - Sehen: Atembewegungen, Brustkorb hebt und senkt sich
  - Hören: Atemgeräusche
  - Spüren: Luftstrom
- Puls messen (an Halsschlagader)
- Puls und Atmung vorhanden: stabile Seitenlage (→ Abb. 19.2)

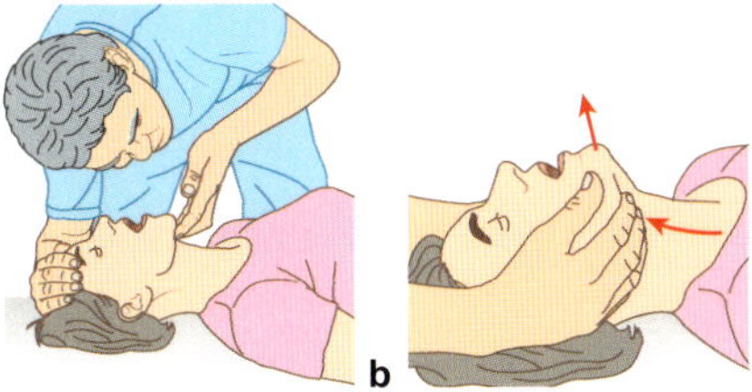

Abb. 19.1 Freimachen der Atemwege: a) durch Überstrecken des Kopfs und Anheben des Kinns; b) mithilfe des Esmarch-Handgriffs. [L234]

MERKE

Bleiben Zweifel, ob die Atmung vorhanden ist, muss von einem Kreislaufstillstand ausgegangen und mit der Herzdruckmassage begonnen werden.

Herzdruckmassage

- Puls oder Atmung nicht vorhanden: Reanimation
- Verhältnis Thoraxkompressionen zu Atemspende: 30:2
- Wenn vorhanden: Defibrillator nach Anweisung nutzen

MERKE

Kann oder möchte ein Helfer keine Atemspende geben oder sprechen medizinische Gründe dagegen, werden nur Thoraxkompressionen durchgeführt, bis weitere Hilfe eintrifft.

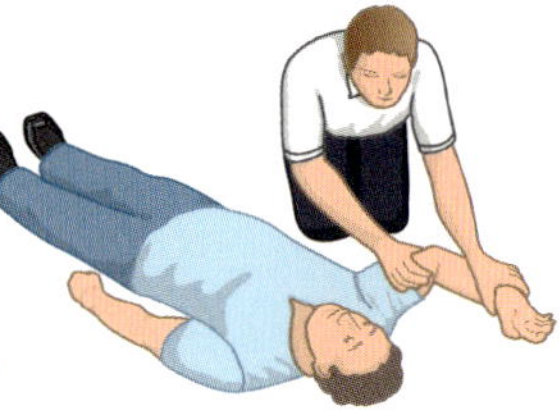

a

Den zugewandten Arm des Bewusstlosen rechtwinklig abspreizen. Den Arm so beugen, dass die Handfläche nach oben zeigt.

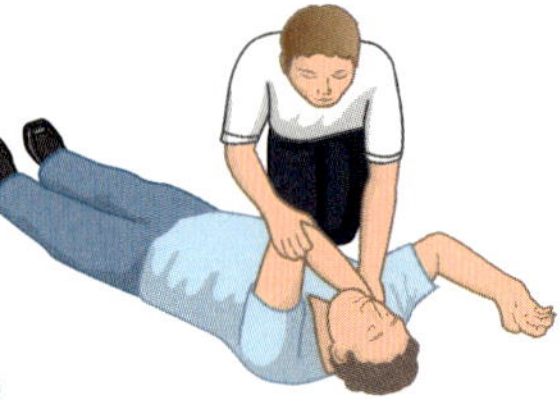

b

Den weiter entfernten Arm über die Brust des Betroffenen heranholen. Den Arm beugen und den Handrücken an die Wange des Bewusstlosen legen.

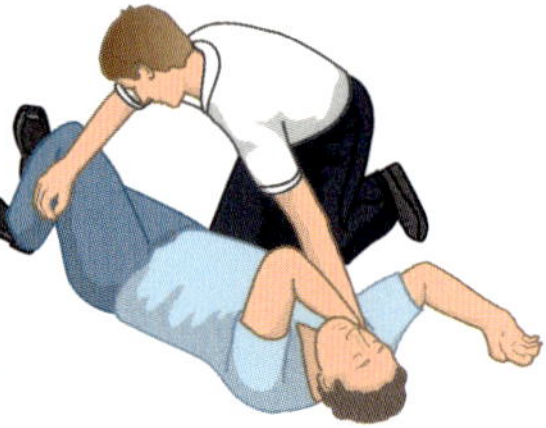

c

Mit einer Hand den Handrücken des Bewusstlosen an der Wange fixieren. Mit der anderen Hand das weiter entfernte Bein am Knie fassen, hochziehen (Knie gebeugt, Fuß am Boden) und den Betroffenen zu sich herüberdrehen.

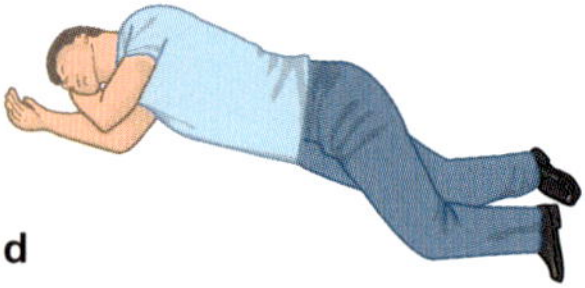

d

Hüfte und Knie des oben gelegenen Beins beugen.
Zum Freihalten der Atemwege den Kopf des Betroffenen nackenwärts beugen.
Diese Position ggf. mit der unter der Wange gelegenen Hand sichern.

Abb. 19.2 Positionieren einer Person in stabiler Seitenlage. [L138]

Andere Notfälle

Art des Notfalls	Beobachtung	Maßnahmen
Aspiration (Einatmung eines Fremdkörpers)	• Erschwerte Atmung • Atemgeräusche • Zyanose (Blaufärbung)	• Oberkörper hochlagern • Abhusten lassen • Sauerstoffgabe (bei Bedarf, max. 2 Liter/Minute ohne Arztanordnung)
Krampfanfall	• Plötzliches Hinfallen • Krämpfe • Bewusstlosigkeit	• Verletzungen vermeiden, Gegenstände aus dem Weg räumen • Bewusstlosigkeit nach Anfall: stabile Seitenlage
Herzinfarkt	• Schmerzen in Brust • Ausstrahlend in linken Arm, Hals, Unterkiefer, Rücken, Oberbauch • Todesangst • Erschwerte Atmung • Kaltschweißigkeit, Blässe	• Oberkörper hochlagern • Beengende Kleidung entfernen • Fenster öffnen, Sauerstoffgabe • Bei Betroffenem bleiben • Ohne Bewusstsein, mit Atmung: stabile Seitenlage • Ohne Bewusstsein, ohne Atmung: Reanimation (bei Bedarf, max. 2 Liter/Minute ohne Arztanordnung)
Apoplex (Schlaganfall)	• Verwirrtheit bis Bewusstlosigkeit • Halbseitige Lähmung • Halbseitig hängender Mundwinkel • Sprachstörungen	• Bei Betroffenem bleiben • Ohne Bewusstsein, mit Atmung: stabile Seitenlage • Ohne Bewusstsein, ohne Atmung: Reanimation

Tab. 19.1 Ausgewählte Notfallsituationen

Was ist eine Obstipation?

= verzögerte Darmentleerung seltener als 3 × pro Woche mit harter Stuhlkonsistenz und damit verbundenen Beschwerden.

MERKE

Eine Obstipation muss immer ärztlich abgeklärt werden, da neben ungünstigen Ernährungs- und Lebensgewohnheiten auch organische Ursachen vorliegen können.

Was ist Obstipationsprophylaxe?

= Maßnahmen, die einer Obstipation vorbeugen.

Maßnahmen

Ernährung

- In Ruhe essen und Nahrung gründlich kauen lassen
- Häufige kleine statt wenige große Mahlzeiten anbieten
- Ballaststoffreiche Ernährung anbieten
- Sauermilchprodukte, z. B. Naturjoghurt, Buttermilch
- Darmanregende Nahrungsmittel, z. B. Pflaumen oder bei Säuglingen Milchzucker in Getränke rühren
- Stopfende Nahrungsmittel vermeiden, z. B. Schokolade, Banane, Weißmehlprodukte

Flüssigkeitszufuhr

- Lauwarmes Glas Wasser auf nüchternen Magen anbieten
- Erwachsene trinken ca. 2 l tägl., Kinder trinken ihrem Alter gemäß weniger
- Mineralwasser, Kräutertee, Obst- und Gemüsesaft, z. B. Pflaumensaft, Sauerkrautsaft

MERKE
Die individuelle Trinkmenge ist bei der verantwortlichen Pflegefachperson bzw. dem behandelnden Arzt zu erfragen.

Bewegung

- Postoperativ schnellstmöglich mobilisieren
- Aktives und passives Bewegen der Beine
- Bewegungsübungen, z. B. abwechselndes Ausdehnen und Einziehen des Bauchs

Ausscheidung

- Zur Ausscheidung ruhige und ungestörte Umgebung schaffen
- Stuhldrang nie unterdrücken, Toilettengang ermöglichen
- Gewöhnung an feste Ausscheidungszeiten, z. B. kurz nach Aufstehen

Feucht-warme Bauchauflage

- Handtuch körperwarm befeuchten und auf Bauch legen
- Auflage für 15 bis 20 Min. belassen

Kolonmassage

- Dickdarm mit kreisenden Bewegungen im Uhrzeigersinn massieren
- Leichter Druck während Ausatmung, weniger Druck bei Einatmung
- Dauer der Massage: ca. 5 Min.

Was ist eine Pflegedokumentation?

= systematische und schriftliche Zusammenstellung aller pflege- und behandlungsrelevanten Informationen eines Pflegeempfängers.

MERKE

Pflegefachassistenten unterliegen wie alle anderen Pflegenden der Dokumentationspflicht.

Anforderungen an die Dokumentation

Datenschutz

- Nur den Personen zugänglich, die mit Pflegeempfänger arbeiten
- Pflegeempfänger darf Dokumentation einsehen
- In ambulanter Pflege bleiben Unterlagen oft beim Pflegeempfänger

Urkundenstatus

- Alle Eintragungen enthalten Datum, Uhrzeit und Handzeichen
- Leserlich und mit Kugelscheiber schreiben, Falsches mit Linie durchstreichen
- Maßnahmen persönlich, wahrheitsgetreu und wertneutral dokumentieren

Eindeutigkeit

- Maßnahmen nur 1 × an festgelegter Stelle dokumentieren
- Maßnahmen nach Durchführung und nicht vorher dokumentieren
- Alle Eintragungen zeitnah zur durchgeführten Maßnahme
- Aussagekräftige Formulierungen mit pflegerisch-medizinischen Begrifflichkeiten

Pflegedokumentationssysteme

- Papierbasiertes Dokumentationssystem
- EDV-gestütztes bzw. elektronisches Dokumentationssystem
- Kombination beider Systeme

Bestandteile einer Pflegedokumentation

Formular	Inhalt
Stammblatt	• Name, Adresse, Telefonnummer und Versicherungsdaten • Adresse der Angehörigen und des Hausarztes
Kurvenblatt	• Chronologische Darstellung des Krankheitsverlaufes • Vitalzeichen, Körperfunktionen und -maße • Medikamentenverordnung
Ärztliche Anordnungen	• Schriftliche Fixierung der ärztlichen Therapie
Anamnese	• Lebenssituation des Pflegeempfängers • Soziale Situation, biografische Besonderheiten • Vorlieben und Wünsche
Pflegeplanung	• Pflegeprobleme bzw. Pflegediagnosen und Ressourcen • Geplanten Ziele und Maßnahmen
Pflegebericht	• Verlauf der Pflege • Zustand und Befindlichkeit des Pflegeempfängers • Aktuelle Beobachtungen, Veränderungen und Reaktionen
Durchführungsnachweis	• Nachweis der durchgeführten Maßnahmen mit Handzeichen, Datum und Uhrzeit
Befundmappe	• Sammlung aller Befunde, Dokumente und Krankengeschichte
Ggf. zusätzlich: Bewegungsförderungsplan, Ernährungs- und Trinkprotokoll, Wunddokumentation, Schmerzprotokoll, Diabetesformular etc.	

Tab. 21.1 Verschiedene Komponenten einer Pflegedokumentation

Dokumentation in der Akutpflege

- Fokus: Krankenbeobachtung und Überwachung
- Häufige Veränderungen der Situation, Maßnahmen werden kurzfristig angepasst
- Pflegeprozess hier beispielhaft in 6 Schritten (→ Abb. 21.1)

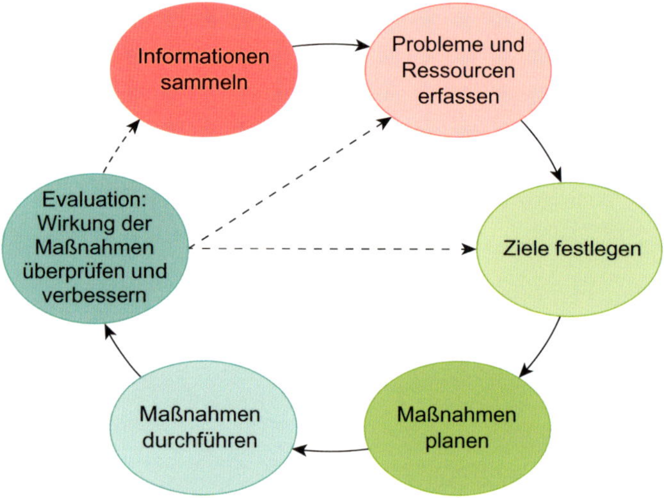

Abb. 21.1 6 Schritte des Pflegeprozesses nach Fiechter und Meier. [L143]

Dokumentation in der Langzeitpflege

- Fokus: ausführliche Anamnese, Biografie sowie Lebens- und Alltagsgestaltung
- Veränderungen oder Maßnahmen werden in größeren Abständen angepasst
- Individuellere Gestaltung der Pflegeplanung
- **Ein**führung des **St**rukturmodells zur **E**ntbürokratisierung der **P**flegedokumentation → www.ein-step.de
  - Aus Sicht des Pflegeempfängers und erst ab Zeitpunkt der Aufnahme
  - Pflegeprozess in 4 Schritten:
    1. Aufnahmegespräch mit strukturierter Informationssammlung (SIS®)
    2. Erstellung eines individuellen Maßnahmenplans
    3. Berichteblatt für die Dokumentation von Abweichungen und Veränderungen
    4. Evaluation auf Basis der SIS®, des Maßnahmenplans und Berichteblatts

Alternativ erfolgt die Dokumentation auch z. B. nach dem 6-schrittigen Pflegeprozess nach Fiechter und Meier.

Was ist eine Pneumonie?

= Entzündung des Lungengewebes, verursacht z. B. durch Bakterien, Viren, Pilze oder die Aspiration von Nahrung oder Erbrochenem.

Was ist eine Pneumonieprophylaxe?

= Maßnahmen, die einer Pneumonie vorbeugen und bewirken, dass eine Person möglichst frei und unbeschwert atmen kann.

Maßnahmen

Mundhygiene

- Gute Mundhygiene verhindert Infektionen der unteren Atemwege
- Mundpflege (→ Kap. 18)

Bewegungsförderung

- Bewegung (→ Kap. 4) verstärkt und vertieft die Atmung, vor allem in aufrechter Position

Atemförderung

- Gute Raumluft, 2–4 × tägl. lüften
- Atemunterstützende Positionierung (→ Kap. 23)
- Mehrmals tägl. 3–5 × tief und langsam ein- und ausatmen
- Ausatmen gegen Widerstand, z. B. Luftballon aufblasen, Wattebällchen oder Papier wegpusten
- Kontaktatmung (→ Abb. 22.1):
  - Übung für 10 Atemzüge, mehrmals tägl. wiederholen
  - Pflegende legen ihre Hände
    - bei Bauchatmung auf den Bauch
    - bei Flankenatmung seitlich auf den Brustkorb
    - bei Brustatmung auf den Brustkorb

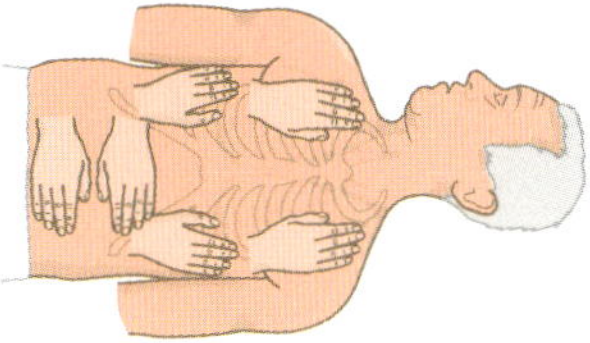

Abb. 22.1 Auflegen der Hände bei der Kontaktatmung. [L138]

Flüssigkeitszufuhr

- Mind. 1,5–2 l Flüssigkeit tägl. (ärztliche Beschränkungen beachten!)
- Teesorten, wie z. B. Spitzwegerich, verstärken Sekretlösung

Brustwickel mit Thymian

- **Material:**
  - Frottiertuch, Innentuch, Zwischentuch
  - Thymiantee
  - Waschschüssel
- Pflegeempfänger bequem in Rückenlage positionieren (lassen)
- Frottiertuch über Waschschüssel legen
- Auf Frottiertuch aufgerolltes Innentuch legen
- Innentuch mit Thymiantee übergießen (nicht zu heiß) und mit Hilfe des Frottiertuches auswringen
- Innentuch und anschließend trockenes Zwischentuch um Brust des Pflegeempfängers wickeln und ihn zudecken
- Ca. 30 Min. auf der Brust belassen, danach Wickel entfernen und Haut abtrocknen
- Ruhe ermöglichen
- **Dokumentation:** Pflegehandlung, Wirkung, Besonderheiten

Was ist eine Positionierung?

= Vorgang, bei dem ein bewegungseingeschränkter Mensch durch Handlungen einer anderen Person eine neue Körperhaltung einnimmt.

Prinzipien

- Pflegeempfänger über Maßnahme informieren und einbeziehen
- Nur so viele Lagerungshilfsmittel wie nötig nutzen
- Positionierung an Tagesablauf anpassen, z. B. Oberkörperhochlage zum Essen

Häufige Positionierungsarten

Positionierungsart	Indikationen	Informationen zur Durchführung
Flache Rückenlage	Schädel-Hirn-Trauma, Wirbelsäulen- oder Beckenfrakturen, Rücken-OP	Bett flach stellen, ggf. kleines Nackenkissen benutzen, evtl. kleine Knierolle nutzen
Oberkörperhochlage	Herz- und Lungenerkrankungen, Dyspnoe, Essen und Trinken, Zähne putzen	Kopfteil hochstellen, Knierolle bzw. „Knieknick" (vom Bett) nutzen
30°-Positionierung	Dekubitusprophylaxe und -therapie (→ Kap. 8)	Kopfteil kann hochgestellt werden, auch als Mikropositionierung möglich
135°-Positionierung	Dekubitusprophylaxe und -therapie (→ Kap. 8), Lungenerkrankungen	Kissen vor Thorax und Bauch legen und Pflegeempfänger darauf drehen, unten liegenden Arm herausziehen
Schockpositionierung	Schock, akute Blutungen, Kreislaufversagen	Kopf tiefer legen als Rumpf und Becken

Tab. 23.1 Häufige Positionierungsarten

Mikropositionierung

= geringfügige und sanfte Lageveränderungen durch minimale Bewegungen des Pflegeempfängers.

MERKE

Mikropositionierungen ersetzen nicht die Durchführung von Makropositionierungen.

Durchführung

- Hilfsmittel wie Handtücher, kleine Kissen, Keile oder Halbrollen z. B. unter rechte Schulter, rechte Hüfte und rechtes Knie legen
- Im Uhrzeigersinn Hilfsmittel weiter positionieren
- Positionierungsintervall ca. alle 15 oder 30 Min.

Atemunterstützende Positionierungen

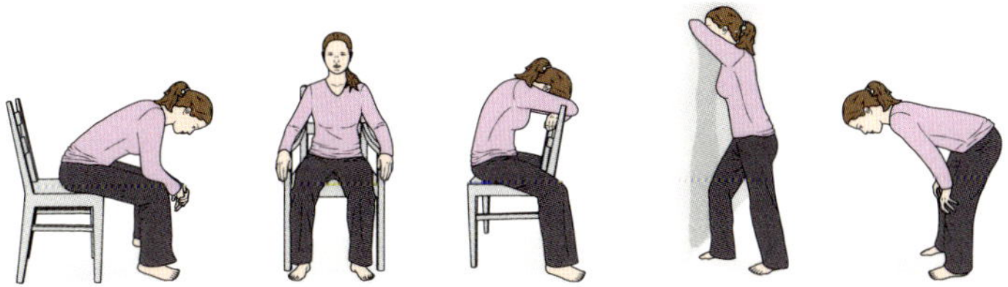

Abb. 23.1 Atemerleichternde Positionierungen (von links nach rechts): Kutschersitz, Paschasitz, Stuhlstütze, Wandstellung, Torwartstellung. [L264]

Position	Wirkung	Durchführung
V-Positionierung 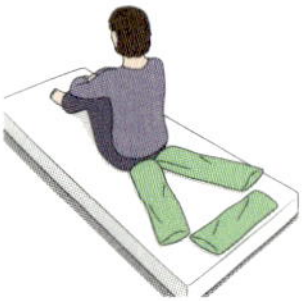	Belüftung der unteren Lungenabschnitte	2 schmale Kissen in V-Form legen, Spitze der Kissen liegt im Sakralbereich, Hals und Wirbelsäule liegen frei, Kopf mit kleinem Kissen unterstützen
A-Positionierung 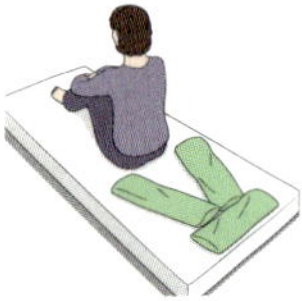	Belüftung der oberen Lungenabschnitte	2 schmale Kissen in A-Form legen, Spitze der Kissen liegt im oberen Halswirbelsäulenbereich, Wirbelsäule liegt ab Höhe des 4. Halswirbels frei, Kopf mit kleinem Kissen unterstützen
T-Positionierung 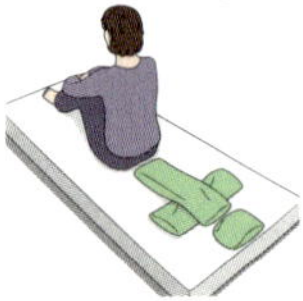	Belüftung aller Lungenabschnitte	1 schmales Kissen unter Wirbelsäule legen, ein 2. Kissen unter Schultern legen, Rippen liegen frei
I-Positionierung 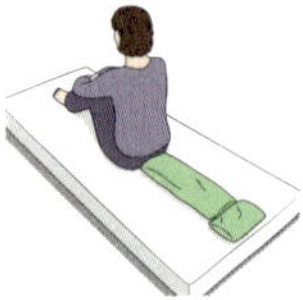	Belüftung aller Lungenabschnitte bei sehr schlanken Personen	1 schmales Kissen unter Wirbelsäule legen, Kopf mit kleinem Kissen unterstützen

Tab. 23.2 Dehnpositionierung durch V-A-T-I-Lagerung, Wirkung und Durchführung [L264]

Was ist Schmerz?

„Schmerz ist ein unangenehmes Sinnes- oder Gefühlserlebnis, das von einer bestehenden oder drohenden Gewebeschädigung ausgelöst ist oder in einer Weise beschrieben wird, als wäre eine Gewebeschädigung vorhanden." (Definition der International Association for the Study of pain, www.iasp-pain.org)

→ *Deutsches Netzwerk für Qualitätsentwicklung in der Pflege (DNQP). Expertenstandard Schmerzmanagement in der Pflege, Aktualisierung 2020. Osnabrück: 2020*

Schmerzbeobachtung

Schmerzreaktionen

- Lautes Weinen, Schreien, schmerzverzerrte Mimik, körperlicher Widerstand, erhöhte Muskelanspannung
- Hoher Blutdruck, hoher Puls, hohe Atemfrequenz, Schweißausbruch, Übelkeit, Erbrechen, Mobilitätseinschränkungen, Schlafstörungen, Angst

Schmerzreaktionen bei Menschen mit Demenz

- Gesichtsausdruck, z. B. Stirnrunzeln, zusammengekniffene Augen
- Lautäußerungen, z. B. Jammern, Rufen
- Körperbewegungen, z. B. steife Körperhaltung, Unruhe
- Veränderungen der zwischenmenschlichen Interaktion, z. B. Aggressivität
- Veränderungen der Aktivitäten oder Gewohnheiten, z. B. Nahrungsverweigerung

Schmerzeinschätzung anhand von Schmerzskalen

Numerische Ratingskala (NRS) (→ Abb. 24.1)

- Schmerz wird einer Zahl zwischen 0 und 10 zugeordnet
- 0 steht für „kein Schmerz", 10 für „stärkster vorstellbarer Schmerz"

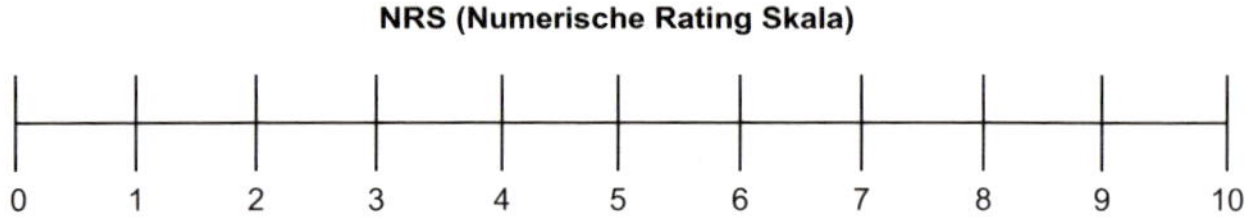

Abb. 24.1 NRS (Numerische Rating Skala). [L143]

Gesichterskala (→ Abb. 24.2)

- Schmerz wird einem Gesicht zugeordnet
- Anwendbar bei Kindern ab 4 Jahren

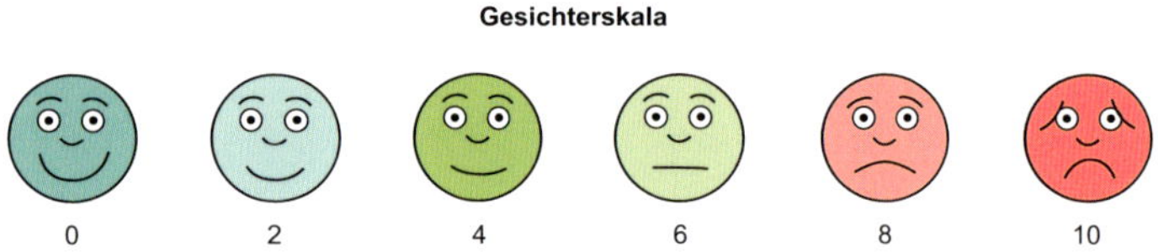

Abb. 24.2 Gesichterskala. [L143]

MERKE

Äußert ein Pflegeempfänger Schmerzen, muss das weitere Vorgehen mit der verantwortlichen Pflegefachperson abgestimmt werden. Die Verabreichung von Schmerzmedikamenten muss durch einen Arzt verordnet sein.

Psychosoziale schmerzbeeinflussende Faktoren

Schmerzverstärkende Faktoren	Angst, Einsamkeit, Abhängigkeit, Sorgen, Schlafstörungen, Depressionen
Schmerzmindernde Faktoren	Sicherheit, Zuwendung, Selbstbestimmung, Hoffnung, Freude, guter Schlaf, Ablenkung

Tab. 24.1 Psychosoziale schmerzverstärkende und schmerzmindernde Faktoren

TIPP

Kenntnisse zu schmerzbeeinflussenden Faktoren können dazu beitragen, Schmerzen besser einzuordnen und die Linderung z. B. durch Zuwendung positiv zu beeinflussen.

Nichtmedikamentöse Schmerztherapie

Maßnahme	Indikation (Bsp.)	Tipps zur Ausführung
Kälte	• Akute Entzündungen • Akute Verletzungen	• Kalte Handtücher • Kühlpacks • Quarkauflagen
Wärme	• Muskelverspannungen • Chronische Gelenkerkrankungen • (Unspezifische) Rückenschmerzen • Koliken	• Feucht-warme Auflagen • Kirschkernkissen • Wärmflasche

Tab. 24.2 Nichtmedikamentöse Schmerztherapie

Was ist ein Stoma (Kolostoma/Ileostoma)?

= künstlicher Darmausgang, der eine Verbindung zwischen Darm und Körperoberfläche (meist Bauchdecke) schafft.

Stomaversorgungssystem wechseln

MERKE

Pflegefachassistenten führen die Versorgung nur mit Fachkompetenz und in stabilen Pflegesituationen durch. Bei Komplikationen, z. B. Entzündungen, Blutungen, Herein- oder Herausragen des Stomas oder Veränderungen der Stuhlkonsistenz, muss das weitere Vorgehen mit der Pflegefachperson abgestimmt bzw. von ihr übernommen werden.

Grundsätze

- Pflegeempfänger über Maßnahme informieren, einbeziehen und anleiten
- Bei Kindern Eltern einbeziehen und anleiten

MERKE

Säuglinge und Kinder sollten nicht unmittelbar vor dem Wechsel des Versorgungssystems essen, da sonst die Gefahr besteht, dass sie erbrechen.

Vorbereitung

- Material vorbereiten (→ Abb. 25.1)
- Nachttisch frei räumen, alle Materialien sinnvoll darauf anordnen
- Kleidung im Bereich des Stomas entfernen (lassen)
- Rückenlage einnehmen (lassen), da der Wechsel deutlich einfacher im Liegen ist
- Bettschutz und Abwurfsack unter Beutel anbringen

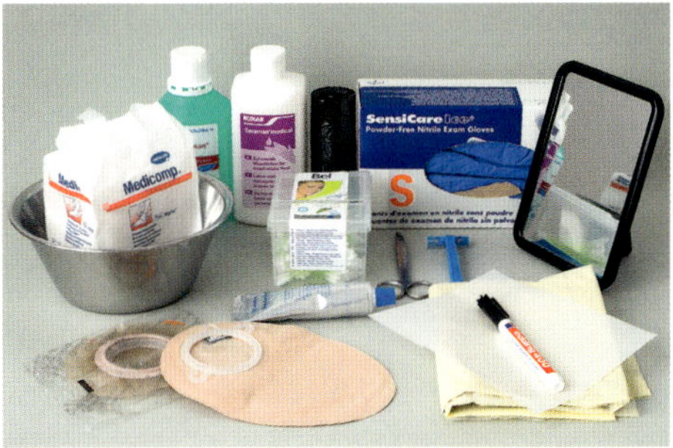

Abb. 25.1 Materialien zur Stomaversorgung: Abwurfbeutel, Wattestäbchen, Einmalhandschuhe, Einmalrasierer, Schere, Spiegel, Stift, Schablone, Bettschutz, Stomapaste, Stomabeutel und Basisplatte, Waschschüssel, unsterile Kompressen, Händedesinfektionsmittel, Waschlotion. [K115]

Durchführung

- Hände desinfizieren, Einmalhandschuhe anziehen
- System entfernen (von oben nach unten), Ausscheidung beobachten und alles in Abwurfsack geben
- Haut und Stoma mit feuchten Kompressen säubern (von außen nach innen) und ggf. Stomarand mit Wattestäbchen reinigen
- Beobachtung des Stomas und der umgebenden Haut
- Ggf. Stomaumgebung rasieren (vom Stoma weg), mit feuchter Kompresse säubern und Haut trocknen
- Größe des Stomas mittels Schablone bestimmen, einzeichnen und ausschneiden (nicht zu eng oder zu groß)
- Ggf. Unebenheiten mit Stomapaste ausgleichen
- Basisplatte mit Händen erwärmen, anlegen und anstreichen (von unten nach oben)
- Stomabeutel mit Basisplatte verbinden

Nachbereitung

- Pflegeempfänger beim Ankleiden und Positionieren unterstützen
- Einmalartikel und Abwurf unverzüglich entsorgen und nicht im Zimmer belassen
- Material aufräumen, entsorgen und desinfizieren
- **Dokumentation:** Pflegehandlung, Beobachtungen, Besonderheiten

Entleerung eines Ausstreifbeutels

- Hände desinfizieren und Einmalhandschuhe anziehen
- Verschluss öffnen und Stuhl in Nierenschale oder Steckbecken ausstreifen
- Beutel von oben nach unten ausstreifen
- Beutelöffnung mit feuchten Kompressen oder Zellstoff reinigen
- Beutel wieder verschließen
- Material aufräumen, entsorgen und desinfizieren
- **Dokumentation:** Pflegehandlung, Beobachtungen und Besonderheiten

Was ist ein Sturz?

= Ereignis, bei dem jemand unbeabsichtigt auf einer tieferen Ebene aufkommt.

Risikofaktoren für einen Sturz

Risikofaktoren	Beispiele
Personenbezogen	Eingeschränkte Mobilität, eingeschränkte Sehfähigkeit, kognitive Beeinträchtigungen, Schwindel, kurzzeitiger Bewusstseinsverlust, Inkontinenz, Sturzangst bzw. -vorgeschichte, verringerte Muskelkraft, Erkrankungen des Bewegungsapparats
Medikamentenbezogen	Medikamente zur Behandlung von Hypertonie; Medikamente, die die Psyche beeinflussen; gleichzeitige Einnahme unterschiedlicher Medikamente
Umgebungsbezogen	Freiheitsentziehende Maßnahmen; Hindernisse, z. B. Kabel, Teppiche, Schwellen; schlechte Lichtverhältnisse; unpassendes Schuhwerk

Tab. 26.1 Risikofaktoren und Beispiele

Was ist eine Sturzprophylaxe?

= Maßnahmen, die geeignet sind, Stürzen und sturzbedingten Verletzungen vorzubeugen.

→ *Deutsches Netzwerk für Qualitätsentwicklung in der Pflege (DNQP). Expertenstandard Sturzprophylaxe in der Pflege, 2. Aktualisierung. Osnabrück: 2022*

Maßnahmen

Passive Maßnahmen

- Hindernisse entfernen, z. B. niedrige Gegenstände oder Möbel
- Lose liegende Teppiche und Kabel aus dem Weg räumen

- Gute Lichtverhältnisse schaffen
- Haltegriffe anbringen, z. B. im Badezimmer
- Hüftprotektoren tragen, Niedrigbetten nutzen
- Tägl. genutzte Gegenstände an leicht erreichbare Orte legen
- Geeignetes Schuhwerk mit flachen Sohlen und gutem Halt wählen

Aktive Maßnahmen

- Hilfsmittel nutzen, die besserer Wahrnehmung dienen, z. B. Brille, Hörgerät
- Angemessene Ernährung und Flüssigkeitszufuhr sicherstellen
- Kraft-, Balance-, Ausdauer- und Koordinationsübungen
- Hektik und Stress vermeiden
- Bewegungsfördernde und aktivierende Pflege

Verhalten nach einem Sturz

- Bewusstsein der gestürzten Person prüfen
  - Bei Bewusstlosigkeit: stabile Seitenlage (→ Kap. 19)
  - Bei Bewusstsein: beruhigen und nach Beschwerden fragen
- Pflegefachperson rufen und gemeinsam Person auf Verletzungen kontrollieren
- Bei allen Verletzungen, Sturz auf den Kopf oder bei Einnahme von gerinnungshemmenden Medikamenten: **Arzt informieren!**
- Wunden steril abdecken bzw. bei starken Blutungen Kompressionsverband anlegen
- Platz schaffen und gestürzte Person bequem positionieren
- Vitalzeichen und Pupillenreaktion auf Lichteinfall kontrollieren
- Hände reichen, Beine aufstellen lassen und vorsichtig helfen aufzustehen, ggf. mit zwei Pflegepersonen oder Zuhilfenahme eines Lifters
- Gestürzten in sein Bett bzw. zum Sitzen bringen

- Für Ruhe und Erholung sorgen
- Bewusstsein beobachten und ggf. Vitalzeichenkontrolle, bei Veränderungen Arzt informieren
- Schlafverhalten überwachen; Veränderungen, wie z. B. neu auftretende Schlafstörungen, Schlafapnoe oder untypisches Schnarchen, können Hinweis auf eine Gehirnerschütterung sein, **Arzt informieren!**
- Vitalzeichenermittlung, bei Auffälligkeiten, Schwindel, Kopfschmerzen, Übelkeit, Erbrechen, Erinnerungslücken: **Arzt informieren!**
- **Dokumentation:** Sturzprotokoll u.a. mit folgenden Inhalten: Zeitpunkt und Ort des Sturzereignisses; Aktivitäten und Zustand vor dem Sturz; Beschreibung des Sturzes bzw. der Situation; Sturzfolgen, z. B. Verletzungen; Beobachtungen; eingeleitete Folgemaßnahmen und Nachfolgeeintrag nach 1–2 sowie 8–12 Stunden

Was ist eine subkutane Injektion?

= Einbringen von Lösungen mit einer Spritze und einer Hohlnadel (Kanüle) in die Unterhaut.

MERKE

Pflegefachassistenten führen die subkutane Injektion nur mit Fachkompetenz und nach Rücksprache mit der verantwortlichen Pflegefachperson durch. Bei Komplikationen, wie z. B. allergischen Reaktionen, Infektionen oder neurologischen Ausfällen, muss unverzüglich die Pflegefachperson bzw. der Arzt informiert werden. Da eine subkutane Injektion eine Körperverletzung ist, ist im Vorfeld das Einverständnis des Pflegeempfängers einzuholen.

Subkutane Injektion

Vorbereitung

- 5-R-Regel beispielsweise umsetzen (Hausstandard beachten)
- **Material:**
  - Händedesinfektionsmittel
  - Hautdesinfektionsmittel und Tupfer
  - Vorbereitete Spritze mit Kanüle bzw. Fertigspritze
  - Abwurf und Kanülenabwurfbehälter
  - Kleine Pflasterstreifen
- Pflegeempfänger über geplante Maßnahme informieren und Einverständnis einholen
- Pflegeempfänger bei geeigneter Positionierung unterstützen
- Geeigneten Injektionsort wählen (→ Abb. 27.1)
- Sicherheitstest: Die Kanüle muss auf Durchgängigkeit geprüft werden, vor Injektion 2 IE „ins Leere“ abgeben. Prüfen, ob Flüssigkeit aus der Kanüle austritt

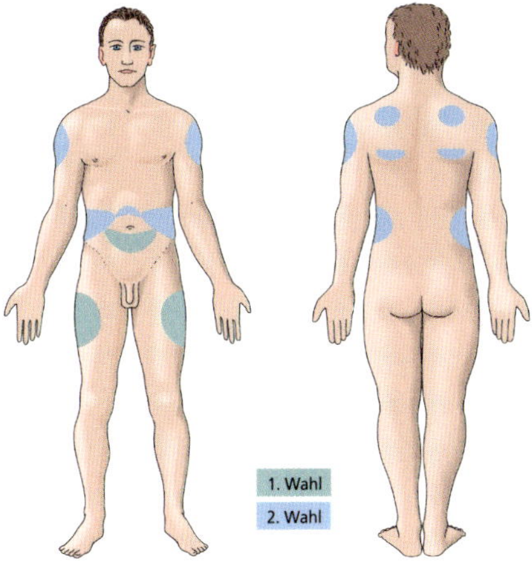

Abb. 27.1 Injektionsorte für die subkutane Injektion. [L190]

Durchführung

- Hände desinfizieren
- Haut im Injektionsbereich desinfizieren, Einwirkzeit in der Regel von 30 Sek. beachten (nach Herstellerangaben)
- Schutzkappe von Kanüle ziehen
- Mit Daumen und Zeigefinger Hautfalte im Injektionsbereich bilden
- 90°-Winkel (senkrecht), bei sehr langen Kanülen kann der Eintrittswinkel auf 45° (schräg) geändert werden
- Kanüle senkrecht einstechen, bei kachektischen Menschen kann oft keine Hautfalte gebildet werden, dann die Haut spannen und im 20°-Winkel, nur wenige Millimeter tief die Kanüle einführen

- Lösung injizieren (≈ 2 ml/Min.), Hautfalte bis zum Ende der Injektion halten
- Kanüle aus Haut ziehen, im Kanülen-Abwurfbehälter entsorgen
- Tupfer sanft auf Einstichstelle drücken
- Ggf. Einstichstelle mit Pflaster versorgen

Nachbereitung

- Pflegeempfänger nach Befinden fragen
- Material aufräumen, entsorgen und desinfizieren
- **Dokumentation:** Pflegehandlung, Beobachtungen, Besonderheiten

Was ist eine Thrombose?

= lokale Gerinnung in einem arteriellen oder venösen Blutgefäß.

Was ist Thromboseprophylaxe?

= Maßnahmen, die geeignet sind, um die Entstehung einer Thrombose zu verhindern. Genauer beugen sie einer tiefen Beinvenenthrombose vor.

Maßnahmen

MERKE

Die Maßnahmen werden durch die Pflegefachperson und den Arzt anhand der individuellen Situation ausgewählt. Pflegefachassistenten unterstützen hierbei und sind an der Durchführung beteiligt.

Maßnahmen	Beispiele
Bewegungsförderung	• (Früh-)Mobilisation nach (OP-)Eingriffen • Zu Bewegungsübungen anleiten, z. B.: – Bettradfahren (effektiv, aber kreislaufbelastend) – Drücken der Fußsohlen gegen Widerstand – Fußkreisen, Füße beugen und strecken, Fußwippe – Beine anstellen, Beckenboden anspannen, Becken heben
Ernährung	• Ausreichende Flüssigkeitsaufnahme (mind. 2,5 l tägl.), ärztliche Beschränkungen beachten • Verzicht auf Alkohol und Nikotin • Übergewicht reduzieren
Atemübungen	• Mehrmals tägl. zur mehrmaligen Ein- und Ausatmung anregen
Förderung des Blutflusses	• Anlegen von Kompressionsstrümpfen • Anlegen eines Kompressionsverbands

Tab. 28.1 Maßnahmen zur Thromboseprophylaxe

TIPP
Eselsbrücke: **L**iegen und **L**aufen ist besser als **S**itzen und **S**tehen.

MERKE
Die Wirksamkeit von Kompressionsstrümpfen bzw. -verbänden ist nur gegeben, wenn diese richtig ausgewählt und angelegt sind. Folglich sind Beine und Füße nach der Anlage stets auf ihre Durchblutung und ihre Farbe hin zu kontrollieren.

Kompressionsstrümpfe anziehen

- Beine zur Entstauung 15–20 Min. hochlagern
- Strumpf bis zur Ferse auf links drehen
- Öffnung auf Höhe der Ferse dehnen und so weit wie möglich über Fuß stülpen
- Restlichen Teil des Strumpfes hochschieben und über Bein ziehen
- Faltenfreien Sitz des Strumpfes überprüfen
- Strümpfe zur Nacht ausziehen

Kompressionsverband anlegen nach Pütter (modifiziert) (→ Abb. 28.1)

- Beine zur Entstauung 15–20 Min. hochlagern
- 4 Kurzzugbinden (bei Frauen 8 cm, bei Männern 10 cm) und braunes Pflaster bereitlegen
- Zu wickelndes Bein im Sprunggelenk rechtwinklig halten
- Binde am Zehengrundgelenk so anlegen, dass in sie „hineingeschaut" werden kann
- Mittelfuß 2 × und anschließend Ferse umwickeln
- Binde in Richtung Knie und nach der Form des Beines abrollen (Druck nimmt von unten nach oben ab, Binden überlappen faltenfrei)

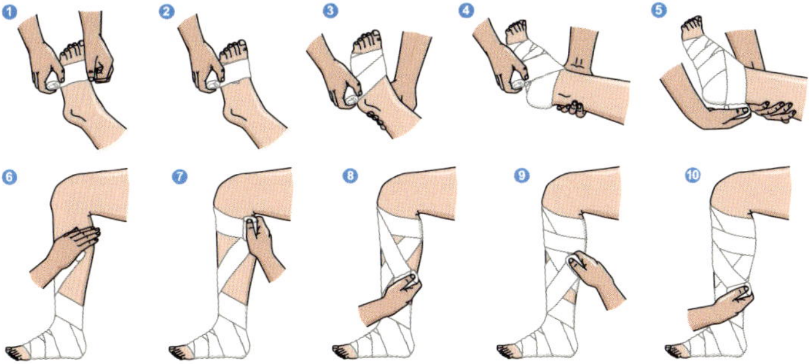

Abb. 28.1 Anlegen eines Kompressionsverbandes nach Pütter (modifiziert). [L190]

- Über erste Binde eine zweite Binde in entgegengesetzter Richtung anlegen
- Verband mit Pflasterstreifen fixieren

Was ist Validation?

= Grundhaltung und Technik der wertschätzenden Interaktion mit älteren, desorientierten oder demenziell erkrankten Personen.

Validation nach Naomi Feil

Grundbedürfnissen des Pflegeempfängers berücksichtigen:

- Nützlich und produktiv sein (Arbeit, Aktivität)
- Lieben und geliebt werden (Sicherheit, Schutz)
- Gefühle ausdrücken, angehört und verstanden werden

Ziele der Validation

- Selbstwertgefühl und Würde wiederherstellen
- Körperliches Wohlbefinden fördern
- Stress reduzieren
- Rückzug in das Vegetieren verhindern
- Verbale und nonverbale Kommunikation verbessern
- Psychopharmaka reduzieren, Pflegefachperson nimmt Kontakt zum Arzt auf
- Langeweile durch Stimulierung sensorischer Erinnerungen verhindern, z. B. Geruchssinn stimulieren durch ätherische Öle, Hörsinn stimulieren durch Musik, bewusst einsetzen, keine Dauerberieselung
- Unterstützung, belastende Gefühle auszudrücken und damit zu lindern (Zeit nehmen für Gespräche)

Anwendung

- Anwendung bzw. Art der Kommunikation hängt ab vom Stadium, in dem sich die betroffene Person befindet:
  - **Stadium 1:** mangelhafte/unglückliche Orientierung an der Realität; im Umgang z. B. verständnisvolle Haltung einnehmen, nichts infrage stellen

  - **Stadium 2:** Zeitverwirrtheit; im Umgang z. B. Zugang über Gefühlsebene schaffen; Berührung und nonverbale Kommunikation
  - **Stadium 3:** sich wiederholende Bewegungen; im Umgang z. B. Wahrnehmung fördern (Lieblingsmusik, Lieblingsgegenstände einbinden)
  - **Stadium 4:** Vegetieren; im Umgang z. B. Wahrnehmung fördern (Raumtemperatur und Licht spielen eine große Rolle)
- Warum-Fragen vermeiden
- Blickkontakt halten
- Gesagtes wiederholen, auch wenn es sich sinnlos anhört

Integrative Validation nach Nicole Richard

Weiterentwickeltes Konzept, orientiert sich mehr an gegenwartsbezogenen Ressourcen.

Anwendung

- **Schritt 1:** Gefühl/Antrieb des Pflegebedürftigen erkennen: Was will die Person ausdrücken? Was steckt hinter dem momentanen Verhalten? Genau beobachten und wahrnehmen
- **Schritt 2:** Gefühl erkennen, annehmen, wertschätzen, ernst nehmen, zulassen und auf die Person gerichtet ansprechen
- **Schritt 3:** Gefühl bestätigen und spiegeln, Körpersignale beachten und spiegeln; mit Sprichwort oder Redewendung bekräftigen

In der Integrativen Validation nach Nicole Richard wird grundsätzlich nicht mit Fragen gearbeitet, sondern mit zielgerichteten Aussagen über die wahrgenommenen Gefühle/Antriebe.

Was sind Vitalzeichen?

= wahrnehmbare oder messbare Lebensfunktionen.

MERKE

Bei pathologischen Vitalzeichen immer verantwortliche Pflegefachperson informieren.

Atemfrequenz

= Anzahl der Atemzüge (Ein- und Ausatmung) pro Minute.

Physiologische Werte

Alter	Atemfrequenz (Atemzüge/Min.)
Frühgeborenes	48–60
Neugeborenes	40–50
Säugling	20–30
Kleinkind	16–25
Schulkind/Jugendlicher/Erwachsener	12–20

Tab. 30.1 Physiologische Atemfrequenz

Pathologische Werte

- **Apnoe** (Atemstillstand)
- **Bradypnoe** (die Atmung ist verlangsamt)
- **Tachypnoe** (die Atmung ist beschleunigt)

MERKE

Bei Apnoe sofort mit der Reanimation (→ Kap. 19) beginnen.

Sauerstoffsättigung

= wieviel Prozent des Hämoglobins im Blut mit Sauerstoff beladen sind. Die Messung erfolgt über ein Pulsoximeter.

Physiologische und pathologische Werte

- Normal: > 95 %
- Unter 90 %: Sauerstoffversorgung des Körpers unzureichend

Blutdruck

= Kraft, die das Blut auf die Gefäßwand der Arterien und Venen ausübt. Im engeren Sinne ist damit der Blutdruck in den großen Arterien (z. B. Arteria brachialis) gemeint.

Physiologische Werte

Alter	Blutdruckwerte (mmHg)
Frühgeborenes 1.000–2.000 g	45–50 (systolisch)
Neugeborenes › 2.000 g	70–80 (systolisch)
Säugling	65–85 (systolisch)
Kleinkind	95/60
Schulkind 6.–9. Lebensjahr	100/60
Schulkind 9.–12. Lebensjahr	110/70
Jugendlicher/Erwachsener	120/80
Ältere Menschen	140/90

Tab. 30.2 Physiologische Blutdruckwerte

Pathologische Werte bei Erwachsenen

- **Hypotonie** (Blutdruck zu niedrig): RR < 100/60
- **Hypertonie** (Blutdruck zu hoch): RR > 140/90

Puls

= Druckwelle in den Arterien, die durch das Auswerfen des Blutes aus dem Herzen hervorgerufen wird.

Physiologische Werte

Alter	Pulswerte (Schläge/Min.)
Neugeborenes	100–200
Kind 1. Woche – 3. Monat	100–220
Kind 3. Monat – 2. Lebensjahr	80–150
Kind 2–10. Lebensjahr	70–110
Kind ab 10. Lebensjahr	55–90
Erwachsener	60–80

Tab. 30.3 Physiologische Pulswerte

Pathologische Werte bei Erwachsenen

- **Bradykardie** (Puls zu niedrig): Puls < 60 Schläge/Min.
- **Tachykardie** (Puls zu hoch): Puls > 100 Schläge/Min.
- **Arrhythmie** (Puls unregelmäßig)

Körpertemperatur

= Temperatur eines menschlichen Körpers.

Physiologische Werte

- **Körperkerntemperatur:** 36,5–37,4 °C
- **Körperschalentemperatur:** 28–33 °C